上海市高水平地方高校创新团队（音乐美育的理论与实践研究）项目

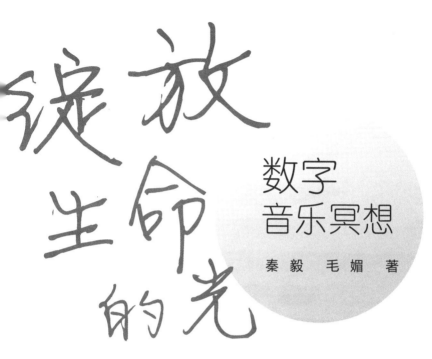

绽放生命的光

数字
音乐冥想

秦毅 毛媚 著

U0332384

 SMPH
上海音乐出版社

 SLAU
上海文艺音像电子出版社

序言一

　　《数字音乐冥想 绽放生命的光》是由上海市高水平地方高校创新团队——"音乐美育的理论与实践研究"团队成员，上海音乐学院秦毅、毛媚两位老师合作的一部跨学科研究的著作。该著作体现了音乐、心理学、当代科技等多重学科交叉的属性，具有较强的专业性、深入浅出的实践模式，以及强烈的社会关怀责任等特征。

　　众所周知，音乐是一种超越语言、直指人心，可以传递温暖和力量的艺术形式。"人们需要音乐，就像沉寂的大地，需要温暖的阳光。"当代社会高速运转的生活节奏，使得人们内心容易产生一种不平和的矛盾。而音乐，可以成为连接外部世界与内在世界的一座桥梁。纵观中西方音乐发展的历史，无论是中国的古琴音乐、文人音乐，还是西方的古典音乐，这些音乐都有一种内在的精神力量，这种力量通常是可以触动人心的。人类从音乐中获得美的感受、愉悦的体验和精神的力量，从而得到内心的滋养，促进身心健康。

音乐是人类社会特有的文化现象之一。在人类的不同文明中，几乎都存在着各自不同的音乐文化。每个人都有能力去欣赏与表达音乐。从生理的层面来讲，音乐深深植根于人类的生命基因之中。婴儿自出生那一刻起，即便尚未掌握语言表达、无法清晰识别母亲的面孔，而听到摇篮曲时他们便会停止哭闹安静下来。

婴儿们从摇篮曲中得到了安抚，这种被安抚的感觉并不是通过某种学习，或是通过某种经验和认知得到的，而是通过生理层面所得到的。

这一现象的背后有着深厚的音乐心理学基础。首先，母亲的声音对婴儿来说是非常熟悉的声音。当人们面对熟悉的事物时，大脑的内侧前额叶的皮质会被激活，产生一种特别愉悦的反应。其次，全球各民族的摇篮曲都拥有稳定的节奏和节律，这与自然界的规律及人类的心理感受高度一致，比如昼夜交替、四季更迭，以及人类稳定的呼吸和心跳节奏。而当经历一些不稳定的事件时，人们内心会产生波动，而音乐同样如此。当节奏状态稳定，我们的整个身体机制都会响应这个节奏，从而保持身心的稳定。但如果经常处于不规则的节律中，身体则会产生紧张感和不良情绪反应。

不同的音乐作品由于其创作意图和表达取向的不同，作曲家会选择使用不同的音乐语言。以斯特拉文斯基的《春之祭》为例，其创作意图正是要追求非稳定的状态、富有紧张感的张力等，因此使用了大量不规则的节奏重音、非常规的配器手法等。因而，在音乐艺术领域，其风格、审美倾向与所要表达的内容之间具有高度契合。当我们期望音乐能够带来疗愈效果时，我们就需要遵循音乐心理学中的相关理论机制。

音乐心理学发现：人们在聆听音乐时，大脑里会产生对音乐的预期。当听到的音乐和预期相符便会产生愉悦感甚至引起某种程度的兴奋。因此在创作疗愈音乐时，作者也充分利用了这一点。在作用于不同方面的疗愈音乐中，或是强化这种预期带来的愉悦感，或是故意模糊可预期的音乐元素，从而让音乐弥散在空气中，使之成为一种呼吸的状态，而不是关注传统的音乐要素，如旋律和声等。当人们发现自己的大脑无法产生对音乐的预期，就会主动放弃预测，并关闭神经夹带，这可以让人们能体验到更深维度的身心放松。

从历史中看，现代音乐治疗（Music Therapy）与第二次世界大战有相当的关联性。人们无意中发现，在战地医院中用留声机播放音乐，会使受伤战士的呻吟声逐步减少，疼痛感明显减弱，且术后的感染和死亡率也大大降低。音乐不仅安抚伤病员的病痛，也缓解心理创伤。在这之后，音乐治疗作为一门学科得以飞速发展，在教育、医疗等领域兴盛起来。

此外，得益于人类音乐文化与科技的发展，音乐的播放媒介和表演形式也发生了深刻的变化。从留声机播放、磁带播放到数字音频格式播放，从乐器演奏到数字音乐（电子音乐）制作，技术的革新使音乐的创作体验和聆听体验的渠道变得更为多样化。尤其是对于重放式聆听而言，不管是使用手机或者移动便携设备聆听，或是使用家庭影院或扬声器聆听，科技让人们有更多的机会去享受音乐的同时，也把高质量的音乐传至千家万户。对于音乐专业领域的创作者和演奏者来说，数字音频的出现，使作曲、编曲、录音、混音、音频处理、演奏有了更多实现的可能性和精细度。

　　在音乐疗愈领域，数字音频的出现也使更多人开始关注和研究数字音乐与身心健康的关系，探究在数字化背景下新的音乐干预方法。从音乐材料本身的创作来说，数字化的电子音乐技术，既可以模拟任何一种乐器声音，又可以产生众多超越真实乐器的声音。这种数字化的表达，其风格涵盖范围极广，可塑性极强。

　　数字音频技术的使用，使数字音乐可以媲美传统音乐，它可以使音乐干预的过程与效果更规范，并可以从听觉心理学的角度进行特别设计，比如通过3D技术的介入增加听感的体验，提供积极的、正向的心理矫正环境，从而直接或间接地作用于听者的特定感受。对于音乐冥想的使用者来说，数字化的聆听过程不受地域限制，可通过互联网远程共享，在线聆听也能获得临场听觉感。

基于以上三点——音乐、心理学和数字音频技术的交叉融合，两位作者采用了古老而有效的心灵实践方式——冥想，作为学科交叉点的实践形态，来进行一系列心灵疗愈的尝试。冥想，这种已被现代科学证实的传统自我修为形态，具有降低皮质醇水平、缓解压力和焦虑、改善注意力、促进睡眠、减轻抑郁症状、舒缓身体疼痛、增强免疫功能、降低高血压风险等作用。在数字音乐聆听的加持之后，冥想能更好地促进声音和音乐疗愈功能的发生、传播和使用，也为身心健康领域的发展创造了新的可能性。

这是一本充满想象力的专著，也是对艺术与科学、音乐与心理等领域的不懈尝试与探索。我们相信，数字音乐冥想将成为修身赋能、增进身心健康的重要生活方式。

愿所有鲜活的生命，都能沐浴在艺术之美中，绽放出更为绚丽的生命光彩。

上海音乐学院教授
中国音乐家协会奥尔夫专业委员会会长
中小学艺术"国家教材建设重点研究基地"主任
2024 年 9 月 7 日于上海

序言二

活在当下 活好当下

作为一名从事心理健康医、教、研四十多年的医生及国内认知行为治疗引进和推广的先驱，我在工作中接触到许许多多备受焦虑、抑郁、睡眠障碍等困扰的人们，我发现患有焦虑的人往往是活在未来，为未来还没有发生的事情寝食难安，而患有抑郁的人往往是活在过去，为已经发生又无法改变的往事后悔不已。所以我的治疗会帮助他们活在当下，更重要的是活好当下。

2017 年，秦毅老师和她的耳界团队与我联系，希望一起合作研究并创作具有身心疗愈效果的数字音乐。秦毅老师是一直活跃于国内外舞台的优秀青年作曲家和音乐科技专家，她的作品获得了国内外众多奖项并享誉全球。她希望音乐作品不只是阳春白雪，也要让创作的音乐能为社会大众的身心健康服务，比如用音乐来提高人们的睡眠质量，让伴有焦虑、抑郁情绪困扰的人群获得身心的调适。她的情怀和意愿与我的身心健康理念不谋而合，于是我欣然应允。

至今，我参与耳界团队创作的数字音乐达到了1000多首，喜马拉雅上播放超过 5 亿次，无数的听众给我们发来良好的反馈，表达了数字疗愈音乐对他们增进身心健康的确实功效。听众们的支持和反馈给了我们很大的信心，客观效果证实了数字音乐疗愈能提升人们的生活质量。2023年开始，我们又设计了线下的数字音乐疗愈音乐会，《似锦》《海洋》《生机》《星空》等各个主题至今已经演出了100余场，现场的观众能从听觉、视觉、触觉、嗅觉等各个通道打开自身的感官，觉知自我与临在、提升自我意识，这便是活在当下、活好当下的现实体验，在这个过程中感受到了生命的活力及精彩。

毛媚老师跟随我学习认知行为治疗多年，她也是秦毅老师的合作者。最近，她们通过查阅大量的文献、采集相关的资料及实证研究成果，撰写了一本有关数字音乐冥想的专著，系统阐述了数字音乐疗愈的基础理论、作用原理、应用方法，并结合数字音乐音频范例介绍了数字音乐冥想的过程及运用方法。此书为广大对数字音乐疗愈感兴趣的人群提供了有利于提升自我身心健康的全新视角及实施途径。希望此书能满足广大读者的需求，成为大家达到活好当下境界的营养剂。

陈福国

上海交通大学医学院医学心理学教授
上海医学会行为医学学会副主任委员

编者按

本书分上下篇，上篇从数字音乐冥想的理论基础出发，介绍了数字音乐的作用原理、音乐的身心调节作用及冥想训练方法，为读者提供了数字音乐对冥想的不同作用方式并配有音频示例。读者们可以一边听音频体会感受变化，一边通过文字了解创制数字音乐的原理依据。我们也为不同人群提出一些使用建议并附有音频示例与专辑推荐，希望读者能找到更有针对性的自我疗愈方案；本书的下篇我们提供了不同效用、不同场景的冥想引导语。在使用本书时读者可以根据自我喜好、需求选择使用纯音乐或配上相应的冥想引导语，这些设计和考量都是希望不同喜好的人群都能通过本书获得更好的身心体验与健康实践。

我们希望，数字音乐冥想能成为您健康生活中的重要伙伴，愿：活在当下，为自己绽放生命光彩。

目　录

上篇
概念与原理

第一章　数字音乐冥想的理论基础

第一节　音乐的身心作用

1. 人类文明史中音乐的作用

在语言和文字形成以前，远古时期的祖先们通过饱含情感的呼唤声，来表达爱慕、进攻和竞争。[①] 由此我们认为人类的音乐性是与生俱来的，音乐正是源自人类这一最原始和真实的能力。音乐以非语言的形式作为媒介，成为一种促进身心健康的工具。从古至今，音乐在人类的身心健康领域都有着广泛的使用，每个时代都有音乐和身心健康关联的记载。

[①]　多纳德·霍杰斯，戴维·西博尔德，人类的音乐经验 [M]. 中央音乐学院出版社，2015.

在史前文化中，音乐通常与超自然的力量联系起来，古人视超自然力量与健康和安宁的生活息息相关，认为音乐能影响人的心灵与身体健康。巫师用音乐来驱除病魔，侵入身体邪恶病魔的性质决定巫师使用的音乐类型，也因此，在史前社会中，部落里的巫师具有重要的社会地位。音乐也用于祭祀仪式，人们相信音乐具有一种神秘的、无法解释的力量，就像人们无比信仰神灵存在一般，人们通过音乐与神灵建立一种无形的媒介，祈求神灵保佑来年风调雨顺。①

在古希腊时期，音乐逐渐从巫术中分离出来，音乐常与神话相伴，因此音乐是神圣且具有教化意义的，

① 高天，音乐治疗导论 [M]，世界图书出版公司，2008.

4

和谐的音乐可以引导人的思想走向和谐。① 毕达哥拉斯认为，音乐可以使人的内心恢复和谐，音乐中不同音高组成的调式是有不同色彩的，这些不一样的调式色彩可以影响人的情绪。例如，C 自然音阶代表红色，而红色代表充沛的精力和热情的性格；D 自然音阶代表橙色，而橙色代表着勇敢和外向。② 亚里士多德和柏拉图是承认音乐力量的古希腊哲人，他们承认音乐对人精神的教化作用，前者认为音乐有宣泄情绪的价值，后者则把音乐描述为心灵的产物。

中世纪时期，音乐的作用主要是为宗教服务，神

---

① 王裕霖 . 浅析毕达哥拉斯 "和谐论" 音乐理论思想——西方音乐史上对于音乐 "美" 的初认知 [J]. 黄河之声，2022，(13): 91−93.

② 李航宇 . 音乐作为 "治疗" 在西方的流变 [D]. 山东艺术学院 , 2015.

是绝对至上者。因此，这一时期的典型音乐形式就是宗教音乐，例如格里高利圣咏、赞美诗。音乐的作用在这一时期主要归为几方面：用音乐烘托神圣的氛围，人们在音乐的包裹中能够更真切地接收到神的旨意，从而得到包括身心、精神各个方面的救赎；用音乐传达对神的服从和用音乐歌颂神的伟大，主要通过教堂合唱的形式传递对神的敬畏和赞美。[①]

文艺复兴时期，解剖学、生理学、临床医学的发展标志着医学科学的开始。从古希腊到 18 世纪以来的很长一段时期，有关健康和疾病的解释都源于希波克拉提斯的四种体液说，即血液、黏液、黄胆汁和黑

---

① 杨虹，靳帅帅. 秩序和谐与神圣服从——中国古典音乐与西方中世纪音乐教化功能的比较 [J]. 文化软实力研究，2021，6(03)：61-68.

胆汁，[①] 每一种元素具有一种独特的气质。良好的健康是四种体液维持平衡的结果，而疾病就是由两种或两种以上体液的不平衡所导致。这一时期，人们逐渐认识到情绪对健康的影响因素，音乐亦被用作一种预防性的手段，作为唤起人积极情绪、态度的工具。

到了巴洛克时期，阿塔纳修斯·基歇尔（Athanasius Kircher，1602—1680）提出一个新的观点，认为人格特性与一定的音乐类型相联系。例如，抑郁的人对忧郁的音乐有反应，兴高采烈的人最喜欢舞蹈音乐。据记载，公元1737年，西班牙国王菲利普五世因患忧郁症而无法入眠，皇后聘请了当时欧洲最著名的歌唱

---

① Hanser B S. Intergrative Health through Music Therapy[M]. Macmillan Publishers Ltd. London，2016.

家菲利内里为国王唱歌，他的歌声为国王舒缓了忧郁的情绪。[①] 而真正使音乐具有科学性是在 19 世纪，医学技术领域的重大突破为心理学、音乐心理学、音乐治疗学等领域的迅速发展提供了更多可能性。[②] 这一时期，心理学家冯特（Wihelm Wundt）在德国莱比锡大学建立了第一所心理学实验室，这使心理学摆脱哲学成为一门独立的学科，并由此衍生出众多心理学流派，其中以斯金纳为代表的行为主义学派直接为后来的音乐治疗学研究提供了可操作性基础和实验依据，

---

① 方圆．十九世纪末之前的西方音乐治疗的发展历史 [J]. 赤峰学院学报（汉文哲学社会科学版），2013，34(10)：236-237.

② 周为民．循历史轨迹谈音乐治疗的形成与发展 [J]. 中国音乐，2006（03）.

例如把音乐作为强化物进行课堂和社会行为管理等。[1]
到了19世纪末，许多研究者开始运用生理学研究方法来研究音乐对人体的生理反应。

20世纪初，开始涌现出一批有关论证音乐具有疗愈性作用的出版物，临床和个案都提供数据来支撑音乐是有效的这一论点。这一时期，留声机的发明使录制音乐成为可能。在第一次世界大战之后，音乐被用来帮助伤兵的肢体康复。在第二次世界大战中，由于当时的生活环境极其恶劣，伤兵们的情绪非常糟糕，导致术后的感染和死亡率也极高。为此，当时有医生用留声机播放音乐来安抚伤兵们的情绪，令人惊讶的

---

[1] 刘沛. 实验音乐心理学百年历史与发展前景鸟瞰 [J]. 中国音乐，1997(03)：69-73.

是，伤兵们不仅可以将情绪很快稳定下来，而且术后的感染和死亡率也大大降低。[①] 因此，音乐的这一作用很快就在各大战地医院得到推广，并且音乐还被用于疗愈两次世界大战后那些受到生理和心理创伤的老兵。

与此同时，一位出生于英国的钢琴家玛格丽特·安德顿（Margaret Anderton）率先在大学组织音乐治疗课程，课程以了解音乐的心理、生理活动为主，并为医学控制下的治疗提供实践训练。在这之后，音乐治疗的报告数量迅速增长，一些医生也开始将音乐用于手术室，以在外科手术时分散病人的注意力，使病人

---

① 郑玉章，陈菁菁. 音乐治疗学的定义、形成及其在中国的发展 [J]. 音乐探索（四川音乐学院学报），2004 (03)：91-94.

平静下来；也有医生将音乐用在病房，来减少住院病人的不适感，促进他们的睡眠；更有医生提倡在外科手术时使用病人喜欢的音乐，[①]并认为，音乐与病人的心境相匹配很重要，可以一步步改变病人的情绪[②]。到了21世纪的今天，社会飞速发展，音乐早已成为人们调节心理状态、宣泄情绪、恢复身心健康最为便捷和有效的选择之一，同时也作为医疗的辅助工具来促进健康并提供更加有品质的生活。

2. 音乐的生理作用

生理学所关注的对象是人的机体，即人体内的

---

① 史琼，樊嘉禄，叶建国，等. 音乐治疗的历史及展望 [J]. 中国康复理论与实践，2007(11)：1044-1046.
② 高天. 音乐治疗学基础理论 [M]，世界图书出版社，2007.

各器官和系统功能。音乐对人机体的影响，一直以来都备受关注。自从大卫用竖琴的声音抚慰扫罗王，帮助他解脱失眠症以来，人类对这一领域的关注与日俱增。[①] 音乐直接通过丘脑等皮层下结构使机体产生自主反应，已有研究证明，音乐能够影响人的心率、呼吸、皮肤电等生理指标的变化。音乐既能影响人类生理机能的反应，又能诱发人类情绪的体验。此外，通过物理共振现象的启发，人们发现音乐有规律的声波振动频率能与人体内部的生理节奏产生共振反应，这得益于神经科学的快速发展，研究者们可以直接观察到音乐对大脑内部活动的影响。

---

① 李小诺，音乐的认知与心理 [M]. 广西师范大学出版社，2017.

（1）音乐对人体心率、呼吸、皮肤电等生理指标的影响

生理反应是人体内部的反应过程，例如心率、脉率、呼吸率、血压、皮肤电反应，以及胃蠕动等其他反应。这些身体内部反应过程难以直接看到，因此研究者需要心率监测器等仪器的协助进行观察。例如被誉为"音乐治疗之父"的盖斯顿（E.Thayer Gaston）将音乐分成刺激性音乐和镇静性音乐，并对这两种不同类型的音乐做出了解释说明：刺激性音乐强调节奏，主要特点是音域宽广、音色洪亮，以断奏乐段为主，常伴有出其不意的变化；镇静性音乐重在旋律与和声，主要特点是音域集中，多为渐进发展的柔和、连奏乐

段。[1]根据刺激性音乐和镇静性音乐相对效应的比较发现，音乐对心率、脉率、血压、呼吸、皮肤电阻、肌肉及运动反应和脑波等都会产生自主反应。音乐刺激的自主神经反射，从霍杰斯和刘沛《音乐生理反应研究文献综述》中所总结出的报告来看，不同的研究者有着不同的研究论述：

首先是音乐对心率和脉率的影响，其结果有三种：加速、减速和不变。从音乐对心率和脉率影响的研究文献中，可以概括出四种互相矛盾的结论：第一，刺激性音乐趋于增强心率和脉率，镇静性音乐趋于减弱；第二，任何音乐，不论刺激性还是镇静性，都趋于增强；

---

① Gaston E T，Man and Music[J]. Nordic Journal of Music Therapy Volume 4, Issue 2. 1995：83-98.

第三，刺激性音乐和镇静性音乐都能引起心率和脉率的变化，但这种变化缺乏可预测性；第四，音乐对心率和脉率无影响效应。

研究表明音乐确实可以影响血压产生变化，但刺激性音乐或镇静性音乐所引起的血压变化是否具有显著的差异尚不清楚。

音乐对呼吸在速度和幅度上的影响，不同研究者亦有不同的结论，有研究者认为刺激性音乐增强呼吸，镇静性音乐则与之相反；也有研究发现刺激性音乐和镇静性音乐都趋于增强呼吸或是欣赏性强的音乐趋于增强呼吸。

音乐对皮肤电反应影响研究认为，刺激性音乐相较于镇静性音乐有更高的皮电指数，但也有与之结论相反的研究。最后，作者也给出了可能导致互为矛盾结论的三种原因：对音乐类型的定义过于宽泛；各种生理反应的测量不够精确，研究缺乏信度；无关变量的影响，如测试环境中的光线、响声等。[①]

我们认为，被试之间的个体差异及个体对音乐的主观感受，如不同的音乐经验、音乐偏好、被试测试时的心境也是导致研究结论相互矛盾的因素。即便文献中出现有相互矛盾的研究结论，但从中我们可以得出一个肯定的结论：音乐明显影响人的生理节奏，音乐对于自主神经系统具有直接的生理效应，而正是由于音乐的生理唤醒功能，会对人的心理、情绪产生

---

① 霍杰斯, 刘沛. 音乐生理反应研究文献综述 [J]. 中国音乐, 1993(03)：40-41.

影响。

（2）共振原理与协同化

音乐本身有规律的声波振动频率与人体内部的生理节奏产生共振反应，达到"体内平衡"。[①]生理学界把这种维持人体内部平衡的生理状态命名为"体内平衡"（Homeostasis），如果人类"体内平衡"状态失衡或受损就会导致疾病，直接影响人们的身体健康。共振原理（ISO Principle）也译为同质原理，意指类似于物理共振现象，即两个有类似振动频率的物体，一个物体的原本振动模式被另一个物体的振动模式所改变，使它们趋向于和谐共振。例如，两个摆动节奏

---

① 周为民.音乐治疗的生理学研究 [J].中国音乐学，2007(01)：117−121.

比较接近的钟摆，如果放在一起，一开始它们各走各的，但一段时间以后它们两个就会趋同，最后完全达到一致。

人在不同的状态下会有不同的呼吸、心率等生理节奏，音乐的振动可以影响人体的节奏性，最后使人体的节奏与音乐的节奏达到和谐共振。[①] 这是运用音乐改善人身心状态的基本原则，也是音乐治疗学科中的一个重要原则。与之类似的是音乐情绪的协同化理论，协同化是指个体会在与外部刺激的互动中，自动激活与客体在运动频率和方向上保持一致的倾向，并

---

① 吴幸如，黄创华．音乐治疗十四讲 [M]．心理出版社，2018．

根据客体的运动变化做出自我同步的反馈与调整。[①]
比如，我们会不由自主地跟随音乐打拍子，手舞足
蹈。协同化（Synchronization）是音乐共情发生的核
心机制，当个体判断容易和环境实现协同化时，会感
觉到安全与舒适，反之当协同化难以进行时，会有不
安定感。[②]

　　为此，当我们想用音乐改善自己的精神状态时，
我们可能要对一些类型的音乐进行排序，选择最接近
当下状态的音乐，而不是选择与当前状态反差太大
的。比如，当我们情绪悲伤时，选择令人悲伤的乐曲

---

① 马谐，白学军，陶云. 音乐与情绪诱发的机制模型 [J]. 心
　理科学进展，2013, 21(04): 643-652.
② 陈萱轩. 影响悲伤音乐情绪体验强度的因素研究 [D]. 西
　南大学，2020.

能让我们感受到音乐像一个容器一样承接住了我们的悲伤，我们能感受到音乐对我们的共情和理解，让我们的悲伤情绪"被看到"。这是音乐自我照顾的第一步，此时生理与音乐的协同化会让我们的悲伤情绪被理解被接纳，随着音乐的进行和悲伤情绪的释放，我们可以慢慢地调亮音乐的色彩，让它一点点地往平静的方向发展并引导我们，让充满安全感的音乐带领我们的情绪一步步走出低谷，而不是在悲伤、疲惫、焦虑时直接选择充满活力的音乐把自己强行从负向情绪中拉出。

（3）音乐刺激对大脑影响的显著性差异

人脑中大约有数千亿的神经元细胞，任何一个神经元细胞都会通过自己的突触与其他的神经元连接。通过这些连接，神经元将形成具有不同功能的神经回路，从而构成一个具有不同功能的高度复杂的网络。

大脑被认为是自然界中最复杂和最有效的信息处理系统。人类积极探索大脑内部，取得了许多重要的研究进展，脑与认知神经科学、医学、心理学、教育学等领域的专家做了很多音乐和脑的实验，开展的研究方向和研究角度各有侧重。例如，人们在听不同类型的音乐时大脑的脑波会产生哪些不同的反应，大脑在执行不同音乐任务时大脑内部的激活范围，具有长期音乐训练背景的人的部分脑区是否异于没有音乐背景的人等。① 在 20 世纪 80 年代和 90 年代，神经科学

① 游妍丽. 透过脑科学的音乐课堂 [D]. 天津音乐学院，2007.

研究主要使用脑电图（EEG）来显示大脑中与音乐相关的活动。多年后的今天，更复杂的研究方法为展示与音乐有关的大脑过程提供了机会，比如功能性核磁共振（MRI、fMRI）、正电子发射断层扫描（PET）及磁脑图（MEG）和其他技术都在用于探索大脑焦点活动，使用单一或组合测量技术，可以非常清楚地显示出大脑功能和结构变化。这些研究为理解"听音乐是一个涉及多个大脑区域的复杂过程"奠定了证据基础。除听觉皮层外，音乐还会增加额叶、颞叶、顶叶和皮层下区域的活动。[①]

―――――――――

① Nikolaus S, M A H, Julia V, et al. A pilot study into the effects of music therapy on different areas of the brain of individuals with unresponsive wakefulness syndrome[J]. Frontiers in neuroscience, 2015, 9291.

人脑在正常状态下脑波的基本节律是平静舒缓的，这时脑电波是 Alpha 波，最高频率为 13Hz，最低频率为 8Hz；而当人处在紧张、亢奋和激动的状态时，脑电波是 Beta 波，频率范围为 14～30Hz[①]。正是这一发现促使研究者将这些脑电信号与音乐联系起来，创作出了新的音乐形式——"脑波音乐"，其原理就是将脑波频率与相对应的脑波频率的声音刺激联系起来，从而达到相应的效果。

马哈茂德等人使用个体最喜欢的音乐和专门设计的具有双耳节拍的镇静音乐（Alpha 波范围，8～13Hz）进行对比，脑电图（EEG）研究表明，听最喜欢的音

① 赵洁玮，基于心理及生理分析音乐治疗中的音乐体验 [J]，大众文艺，2018,(24)：139-140.

乐和放松的音乐均可以帮助个体进入放松状态，但是使用放松音乐的效果更为明显。[①] 徐艳君等研究者用脑电图（EEG）对比了其他音乐和脑波音乐对注意力的影响，探究了音乐与脑波之间的相关性，得出脑波音乐确实可以提高注意力的结论。此外，脑波音乐对大脑的影响不仅可以帮助人们集中注意力，还可以帮助人们放松和睡眠。[②] 威尔金斯用功能性核磁共振（fMRI）研究发现，听喜欢的歌曲更有助于促进个体

① Mahmood D, Nisar H, Vooi V Y, et al. The effect of music listening on EEG functional connectivity of brain: A short-duration and long-duration study. Mathematics, 2022, 10(3): 349.

② Xu Y, Xu X, Deng L. EEG research based on the influence of different music effects，Journal of Physics: Conference Series, 2020, 1631(1) .

的音乐想象。[①] 凯尔奇等人的研究发现，聆听熟悉的音乐可以使负责记忆功能的大脑区域做出相应的反应并诱发人们的情绪。[②] 对音乐家与非音乐家的研究表明，音乐家与非音乐家在音乐刺激下双侧听皮层区出现广泛激活，包括颞横回、颞上回及颞中回等区域。音乐家一般表现为左侧颞区优势，而非音乐家一般为右侧优势。此外，音乐家除双侧颞区激活外，还伴有其他脑区较强及较广泛的激活。[③]

---

① Wilkins R W. Network science and the effects of music on the human brain . Available from Publicly Available Content Database, 2015.

② Stefan K . Music-evoked emotions: principles, brain correlates, and implications for therapy[J]. Annals of the New York Academy of Sciences, 2015, 1337(1): 193-201.

③ 孙亚楠，刘源，南云 . 音乐对情绪的影响及其脑机制的相关研究 [J]. 自然科学进展，2009，19(01)：45-50.

除此以外，音乐在生理疼痛控制上能起到镇痛效果，其原理可解释为人在听音乐时激活了听觉中枢的同时抑制了痛觉神经中枢的兴奋，增加了血液中的"天然镇痛剂"内啡肽的产生，并因为音乐本身的强大吸引注意力的功能，"抢占"了大量神经通道的空间，从而导致疼痛感的减弱。[①]

3. 音乐的心理作用

（1）情绪—认知加工过程

众所周知，音乐对情绪的影响是音乐心理作用中最重要的方面，其通道可通过对情绪的影响从而改变认知。情绪是人类心理生活的重要方面，也是一种

---

① 高天，接受式音乐治疗方法，中国轻工业出版社，2022:162-164.

极其复杂的心理现象。^①情绪心理学中的一个重要理论——詹姆斯—朗格理论（James–Lange theory）认为，当我们接受到外界刺激之后，先会产生身体（生理）反应，然后才是意识界里面的情绪感受。^②心理学家阿诺德则不赞同詹姆斯等早期情绪理论家关于引发情绪反应事件的解释，认为个体在与事物相互作用时所直接感知到的身体改变并不足以解释情绪的产生。尽管她也强调情绪产生的必要条件是个体对特定刺激事件的感知，但是她更为强调的是，刺激事件一旦被感知，个体就会自动生成"此时此地它对于我来说是好

① 柳恒超，许燕．情绪研究的新趋向：从有意识情绪到无意识情绪 [J]．北京师范大学学报（社会科学版），2008．
② 蔡振家．音乐情绪跟音乐认知的关系：美学与心理学的对话 [J]，星海音乐学院学报，2013．

的或坏的"评价，而这种评价又使个体产生一种有关刺激事件与自身利害关系的情绪感受，并产生接近或远离该事物的各种需要和行为。换句话说，阿诺德认为，情绪产生的充分条件是主观上感受到的刺激事件评价。[①] 虽然这些理论较好地解决了情绪产生的认知原因，但情绪的作用仍然未被注意到。直到20世纪70年代，以汤姆金斯和伊扎德为代表的心理学家，从动机分析出发，提出了情绪的动机理论。这一理论以情绪为核心、以人格结构为基础论述了情绪的性质和功能。其认为情绪在人类的基本动机系统中起着核心的作用，人的内在动机只有在情绪的放大作用下才能转化为行为，没有与生俱来的情绪系统，认知就不会

---

① 乔建中. 当今情绪研究视角中的阿诺德情绪理论 [J]. 心理科学进展，2008(02)：302-305.

发生，更不会产生行为。这一理论使人们看到了情绪对人类认知行为起到至关重要的作用，这也成为音乐治疗中情绪—认知原理的理论依据。[①]

迄今为止，音乐可以诱发情绪的实证研究已取得了令人信服的证据。音乐相当于一种外部刺激，它在被人的感觉器官接受时，便会诱发出相应的情绪。借由音乐获得精神支持和振奋灵魂的例子更是不胜枚举。

音乐产生这种神奇力量的原因，首先在于音乐刺激导致了人体内各种激素分泌的平衡发生了变化。[②]例如，大脑边缘系统涉及情绪体验，很大程度上是因

① 吴继红，万瑛.音乐治疗中的情绪与认知 [J].黄钟（中国.武汉音乐学院学报），2006(03)：105-108+104.
② 王延松，邵帅，司雯雯，等.音乐对情绪的影响以及相关神经化学研究 [J].交响（西安音乐学院学报），2015，34(02)：151-156.

为大脑边缘包含大量的麻醉剂接收体，或对内啡肽等物质非常敏感的神经末梢。某种情况下，聆听音乐能够促进生化物质的释放，而生化物质反过来引起大脑边缘的情绪反应。[①] 其次，音乐具有情绪激发作用。音乐所塑造的情绪类型与每个人的情绪类型基本是相符的，音乐中的一些元素如音高、节奏、力度等可以作为传递情绪的线索，使情绪感知与刻意表现之间具有良好的匹配。有些能够引发情绪的音乐，其实是在直接模仿外界的刺激。举例而言，声音的渐强或突强，可能模仿着某个忽然接近的物体，让我们必须提高警觉。除了模仿外在事件之外，音乐也有可能模仿跟特定情绪相连的身体状态：缓慢下行的旋律通常被认为

---

① 多纳德·霍杰斯.人类的音乐经验[M].刘沛，译.北京：中央音乐学院出版社，2015.

是模仿人在悲伤时的心理状态而传递出悲伤的情绪；再如恐怖片里面的持续鼓声，在看恐怖片时，如果传来逐渐加快的低频鼓声，我们可能会越来越紧张，因为这个鼓声像是自己的心跳声，令人感同身受，过不了多久自己的心跳也可能真的变快。同样的，音乐若是模仿快乐起舞时的脚步声，听众也容易感染到轻松奔放的情绪，甚至跟着音乐节奏一起动作。[①] 因此，音乐可以激发人的情绪，情绪又可以进一步调节人的认知水平，音乐对认知的影响是可以通过情绪的作用来实现的。在音乐治疗领域，正是利用音乐对情绪的巨大影响作用来改变人的消极情绪，激发积极的情绪

[①] 蔡振家. 音乐情绪跟音乐认知的关系：美学与心理学的对话 [J]. 星海音乐学院学报，2013(02)：120-127.

状态，从而改变认知，促进心理健康发展。

（2）认知—情绪加工过程

如果从另一个通道，即音乐直接对认知的影响通道来看，音乐亦能以背景音乐的方式呈现，扮演催化剂的角色，为调整认知的语言增添情绪色彩，使语言的理性层面和音乐的感性层面彼此密切影响。格罗斯认为，情绪调节是指个体有意或自动对其具有怎样的情绪、情绪何时发生、如何对情绪体验与表达施加影响的过程，情绪的产生是自上而下的过程，即个体对与目标相关联的情境进行评估而引发情绪，是个体主动使用多种高级认知功能控制评价的过程。① 格罗斯

---

① 杨辉，马伟娜，朱蓓蓓. 自上而下、自下而上情绪产生与情绪调节的关系研究 [J]. 健康研究，2012，32(05)：348-351.

提出，在情绪发生的整个过程中，个体进行情绪调节的策略很多，认知重评（Cognitive Reappraisal）是最常用和有价值的降低情绪反应的策略之一。认知重评即认知改变，改变对情绪事件的理解，改变对情绪事件个人意义的认识。[1] 他主张通过纠正不合理的认知观念来达到改变不良情绪的目的。[2] 这时的音乐作为一种外部刺激在很大程度上影响觉醒水平，促进认知加工的速度和效率，从而在整体上提高认知任务的效果。为应对现代人普遍的焦虑、压力等负性情绪，倘若只是纯理论讲座的被动聆听，缺少主动体察和感悟

---

① 王振宏，郭德俊 . Gross 情绪调节过程与策略研究述评 [J]. 心理科学进展，2003(06)：629-634.
② 汤寿泷 . 音乐情绪易感性及 stroop 效应研究 [D]. 江西师范大学，2009.

过程，其效果也会大打折扣，而音乐有助于引导人们将注意力专注于当下的环境中，充分调动视听触嗅的感觉通道去觉察当下。[①] 以感性体验带动理性认识，更易被人们接受，进而促使人们更易接受新的合理的认知观念调整。

4. 音乐的社会功能

音乐是一种非语言性艺术，将非语义性音乐艺术的声波振动与人的情感心理对应起来，从而形成"异质同构"的"音心"关系。这就使得音乐作品的意志表现形式，能够起到协调社会成员意志行为的作用；也使得音乐作品的情感表现形式，能够起到促进社会

---

① 付永奔.正念音乐治疗在大学生心理健康教育中的应用研究 [J].艺术教育，2023(03)：274-277.

成员情感体验交流沟通的作用。① 这便是音乐艺术的社会功能之所在。

音乐具有汇聚人们的强大力量，可以突破年龄、性别、种族和国籍的界限，让不同生活背景的人走到一起。犹记得 2008 年北京奥运会一首《我和你》把全球亿万人民瞬间凝聚在一起，各民族意识形态的差异被一扫而光，此时音乐所饱含的无限凝聚力被表现得淋漓尽致。音乐除了具有汇聚群体的力量之外，不同的群体也可以通过音乐加以辨别。例如，特定的年龄群体与特定风格的音乐之间具有密切联系，而年龄对音乐偏好的影响也在相当数量的研究中得以证实。

---

① 明言. 音乐价值的由来及其本质 [J]. 音乐艺术（上海音乐学院学报），2012(03)：17-24+4.

音乐之所以能反映并影响社会的生活方式，归根结底是因为音乐在人的社会化过程中占据了举足轻重的地位。音乐伴随着人类成长的各个阶段，我们在所听的音乐之中学到了人类的含义。在人的独特个性的形成过程中，音乐是塑造人格的诸多因素之一。在人的发展的每个阶段，通过对自己的音乐体验和音乐价值的反思，我们对自身产生深刻的领悟并增强人与人之间的心理连接。许梦珂等研究者利用音乐疏导人际关系的团体辅导研究表明，音乐能对在校大学生人际交往能力进行优化，在音乐团体活动中，成员们互相交流感受，通过分享自己的经历，消除了对人际交往活动的抵触情绪，学会在团队的人际交往中关注他人情绪，提升了共情能力，明白如何友好地与人交往，缓解了紧张的人际关系。[①]

由此可见，音乐给我们提供了一个语言无法达到的、更为安全的人际环境，它拉近了人与人之间的距离、增强了人际信任，让人们在人际交往中更加自信、乐观积极，更有勇气接纳自己，甚至能挖掘出自己内在的幽默感，音乐中的旋律、和声等元素带来的不仅仅是个体自己内心的和谐，更有人际的和谐感。

第二节　冥想训练及其原理

冥想（Meditation）这一起源于佛教中禅修的练习方式[②]，最早源自古印度的"dhyāna"，并在亚洲

---

① 许梦珂，音乐疗法对大学生人际关系的促进作用——以某高校为例 [J]，黄山学院学报，2021.
② 刘昌，罗劲，郭斯萍，等 . 儒道佛与认知神经科学 [M].北京：科学出版社，2021：25.

具有内观（Contemplation）传统的宗教体系中十分流行，已流传数千年之久。[1] 我国曾一度将其翻译为"禅修"。[2] 其早在公元前五六世纪便通过丝绸之路传向西方，并且于 20 世纪在西方心理学界掀起一股狂热的潮流。如今，它脱离了原始宗教背景、更加注重其科学性与身心效用的现代冥想在西方被称为"Meditation"，我国则将其直译为"冥想"。[3]

由于冥想在亚洲、西方等世界范围内广泛传播，其实践方式在不同文化背景与传统下各不相同[4]。但

---

[1] Lambert D，Berg D V H N，Mendrek A. Adverse effects of meditation: A review of observational, experimental and case studies[J]. Current Psychology，2021，42(2)：1–14.

[2] 蒋春雷 . 冥想与身心健康——脱去宗教外衣后的科学强心健体良方 [J]. 心理与健康，2022(07)：4–6.

[3] 臧梦璐 . 冥想: 焦虑带来的风口 [J]. 光彩，2023(02)：38–39.

[4] 常嘉帅 . 购买阈限: 作为商品的冥想 [D]. 华东师范大学，2022.

总的来说，冥想是"一类旨在通过身心自我调节、有意识地使躯体放松或心智宁静的修习或训练方式总和"[①]。这是一种向内心观照的练习[②]，具有情绪和注意等心理调节功能[③]。已有多种研究表明，从事冥想活动具有"有效减轻压力,改善认知功能,提高注意力"的效果，且可被用来作为焦虑、抑郁、注意力缺陷多动障碍（Attention Deficit Hyperactivity Disorder，ADHD）、精神分裂症等多种心理/精神障碍的辅助

① 邓雅捷，彭彩妮，李晓乐，等. 短期专注冥想改善非冥想者的正念、状态焦虑与选择性注意 [J]. 中国健康心理学杂志，2023，31(05)：649-655.

② 林依颖. 内观疗法——作为心理治疗的冥想 [D]. 复旦大学，2008.

③ Lutz A, Slagter H A, Dunne J D, et al. Attention regulation and monitoring in meditation[J]. Trends in Cognitive Sciences, 2008, 12(4)：163-169.

治疗手段①。这意味着冥想的受众既可以是以减压、改善注意、认知、情绪等心理功能为目标的普通人，又可以是需要治疗的心理障碍患者。

不同文化背景下实践所得的冥想方式不同，由此产生了不同种类的冥想。卢茨等人根据冥想过程中注意广度的大小，将其分为专注冥想（Focused Attention Meditation, FA）和觉察冥想（Open Monitoring Meditation, OM）两个基本类型。专注冥想（也有译作"聚焦注意冥想"等）过程主要伴随着注意的集中与聚焦，比如将意识集中于自己的呼吸上，这是一个注意范围缩小的过程。觉察冥想（又译作"开放冥想""开放监

---

① 蒋春雷. 冥想与身心健康——脱去宗教外衣后的科学强心健体良方 [J]. 心理与健康，2022(07)：4-6.

控冥想"等）关注对自身意识的觉察和接纳，这个过程通常伴随着注意范围的扩大。

冥想者在冥想过程中一般不拘泥于其中一个种类。常规的冥想活动大多从专注冥想开始，慢慢转移至觉察冥想的训练。这是一个从关注特定对象到对"无抉择对象"觉察的过程。①② 狭义的正念冥想是觉察冥想中的其中一个种类。

除了上述依据注意广度分类的方法，还有依据冥想所使用的技术、结构、流派等分类的方法，如内

---

① Lutz A，Slagter H A, Dunne J D, et al. Attention regulation and monitoring in meditation[J]. Trends in Cognitive Sciences，2008，12(4)：163-169.

② 齐臻臻，刘兴华. 此刻觉察冥想方案的有效性：来自冷压任务的证据 [J]. 中国临床心理学杂志，2016，24(03)：566-571.

观冥想、慈心冥想、超觉冥想等形式。其中内观冥想（Vipassana）十分古老，尤其强调冥想过程中对内心的观照，其需要冥想者在开始时将注意力聚焦在自己的呼吸上以提升专注水平，随后便转向敏锐地觉知身体、意识与当下。时下较常见与流行的正念冥想不仅属于觉察冥想中的一种，其主要理论和技术来源便是内观冥想。[①]

一次完整的常规冥想训练过程通常有一位冥想带领者与一位或多位冥想参与者等人员参与，整个流程则通常包含呼吸训练、全身肌肉放松训练（身体扫描）、

---

① 蒋春雷 . 冥想与身心健康——脱去宗教外衣后的科学强心健体良方 [J]. 心理与健康，2022(07)：4-6.

情景联想与想象等活动。[1][2] 呼吸训练意指冥想者将意识聚焦于呼吸上，花费一定的时间调节自身呼吸的节奏。常规的冥想训练中，带领者往往使用语言引导参与者跟随他一起按照一定的、较为舒缓的节律吸气、随后呼气，使参与者在呼吸间逐渐进入较为平静而专注的状态。全身肌肉放松训练又名身体扫描，往往在参与者的呼吸节奏调整完毕后进行，此时参与者的注意力集中于呼吸等机体感觉，便于进行此环节。带领者引导参与者将注意从呼吸转移至身体其他部位，主

---

① 邵素青，陶爱萍，陈珍珍. 正念冥想训练联合音乐疗法对护生考试压力、焦虑和学习成绩的影响 [J]. 中国高等医学教育，2022(10): 36–37.

② 马晓佳，毛莹，辛长征，等. 正念冥想结合音乐疗法对初产妇自我效能及心理状态的影响 [J]. 医学理论与实践，2020，33(18): 3106–3107.

动地依次用手触碰或仅是运用意识调节全身的肌肉，使身体各部位慢慢松弛下来。通过这种身体放松练习，冥想者的内心也逐渐体会到放松感受，从而脱离应激状态，缓解压力。最后，在情景冥想环节，带领者多利用语言、画面、音乐等多种手段对参与者进行引导，参与者在此种平静而松弛的状态中觉察与接纳各种自我意识，在带领者的引导中想象与自身有关的特定情境，从而获得安全感与身心愉悦乃至心流等积极体验。[①] 在不同的冥想方式中，还存在其他个性化的冥想方法，如内观、坐禅等。[②]

---

① 谢金烨, 毛媚, 秦毅. 音乐正念冥想的理论与实践探索 [J]. 音乐探索, 2024(01): 80-88.

② 常嘉帅. 购买阈限: 作为商品的冥想 [D]. 华东师范大学, 2022.

冥想对身心状态有多种益处，包括调节注意、深度放松身心、积极觉察与接纳，甚至增强幸福感等。有研究表明冥想放松训练可改善不良情绪、睡眠状态乃至增强免疫功能。[①]

第三节　数字音乐及作用原理

1. 数字音乐概述

数字音乐指在声音制作和音乐制作中使用计算机技术，并具有一定的音乐性的作品[②]，数字音乐并非采用传统乐器来演奏（包括打击乐、键盘、弦乐器、

---

① 周蕾，严丽霞，何娟娟，等. 冥想放松训练对维持性血液透析患者睡眠质量及不良情绪的影响 [J]. 心理月刊，2023，18(01)：151−153.
② 刘思军，电子音乐作品制作技术的演进过程及计算机化趋势 [J]. 中央音乐学院学报，2003，(02)：51−57+33.

弹拨乐器等），而是使用数字化的方法来制作声音、创作作品直至完成音乐成品。在业内也会与"电子音乐""计算机音乐"等名称混用，虽从精确定义说，这几个名词的具体定义略有区别，但在本书内，我们统一称其为数字音乐[1]。

数字音乐的创作制作，主要分为声音与音色制作、音乐创作与音序构成、后期混音制作等重要环节[2]。

（1）声音与音色制作

声音合成技术是数字音乐的重要基础。声音合成技术可以制作两大类声音，包括模仿真实乐器的声音

---

[1] 卢官明，宗昉. 数字音频原理及应用 [M]. 机械工业出版社，2017.

[2] Russ M. 声音合成与采样技术 [M]. 人民邮电出版社，2011.

和与真实乐器完全不同的声音。这些声音通常使用电子或机械的方法产生，包括模拟合成技术和数字合成技术。模拟合成技术包括减法合成、加法合成和波表合成，通过振荡器、滤波器和放大器的器件对声音进行调制，比如将声音滤波或是叠加形成新的声音。数字合成技术相比于模拟合成技术来说更加灵活，包括调频合成、波表合成、采样回放、加性合成、采样合成、物理建模、软件合成。尤其是进入 21 世纪以后，计算机更是作为主要角色参与到音频处理与合成中来，通过采样将模拟音频转变为数字音频。

（2）音乐创作与音序构成

传统音乐与数字音乐的创作方式和制作方式存在显著差异。传统的音乐创作过程需要作曲家深思熟虑地在脑海中构思乐曲，以总谱、配器、乐器法等作为创作手段将乐曲记录成乐谱。演奏者则需要根据作曲家的乐谱进行演奏。然而，随着数字技术的出现，音乐的创作方式已经发生了翻天覆地的变化。

数字音乐创作多使用集作曲、演奏、制作等于一体的数字音频工作站（Digital Audio Workstation，DAW），它可以对音高、节奏、力度和速度等信息实现精准编辑和修改。电子乐器的音色则可以使用数字音频技术中的数字滤波器、包络发生器等插件进行制作。通过运用声音合成与采样技术，不仅能够模仿传统乐器的声音，还可以将音响素材拓宽至无限可能。之后，这些声音经过混响、延时、均衡等插件效果器添加效果与混音后，最终输出为多声道的数字声音材料 ①。

（3）后期混音制作

在音乐制作中，混音技术起着至关重要的作用，这是将多个声音信号混合成为一个声音信号的过程。主要包含：平衡不同音频轨道之间的音量、频率和声像关系实现混合后声音的平衡和融合；调整音频本身的频率、动态范围、信噪比、响度等特性，让混合后音频的整体音质显得较为清晰、柔和；添加混响、失真、合唱等不同效果来丰富音频中的音色，给声音带来层次感和个性化质感。同时，混音师们也会使用混音效果器及多声道技术，调整声音的方向及声场环境，

---

① 韩宪柱，王明臣．数字音频技术及应用 [M]. 中国广播电视出版社，2003.

提升音频的空间感[①]。

　　使用计算机制作音乐不仅可以实现对细节的精密控制，还能使用数字声音合成与生成技术，让听者精确地感知作曲者的创作意图与表达内容，有助于疗愈实践和研究的开展。音频材料中的声音音色并非源于传统声学乐器，而是电子合成的特有音色，因此每个音符的包络都可以被精确调制。

　　疗愈音乐需要柔和、使人放松的声音。因此，在数字音乐正念冥想的内容创作中，著名音乐疗愈品牌耳界[②]团队选择使用原声乐器音色（如钢琴、竖琴、

―――――――――

① Moylan W. 混音艺术与创作 [M]. 人民邮电出版社, 2009.
② 耳界 Earmersion 由上海音乐学院秦毅副教授创立，是国内领先的、专注于沉浸式声音疗愈技术研发与内容制作的数字音乐疗愈品牌，覆盖助眠、解压、冥想、专注四大模块，帮助缓解现代人普遍的心理状态和情绪问题。团队成员由医学心理学专家、音乐心理学专家、（转下页）

吉他等）与电子音色（如具有氛围感的氛围钢琴音色、Pad 音色等）相结合的方式。其中，线条性音色能够制造出音乐的呼吸感，营造出一种被疗愈与温暖所包围的氛围感。通过调整 ADSR 的参数，拉长起振时间使音头更加柔软，并调节 EQ 去除一些听感不舒适的频率，使音色更加悦耳。此外，还增加了声场的宽度，使其产生更好的包围感。经过这样的处理，声音材料就能拥有柔软的音头与绵长的余音，可以满足疗愈的各种需求，对人体的呼吸系统、神经系统等产生某些积极作用。而且，这种数字化的表达方式，能让研究

（接上页）音乐治疗专家、作曲家、声音设计师、音乐工程师、音频技术研究员等组成，均来自国内外知名高校，具有音乐与心理学双重背景及音乐心理与音乐治疗相关交叉学科知识储备。官网为：www.earmersion.com

者在实验中实现数据分析、程序生成声音和呈现声音，整个过程具有高度的便捷性、精确性和规范性。

鉴于数字技术的精确性和规范性，将数字技术运用到音乐疗愈领域中，可以避免因演奏者和音乐治疗师的二度创作而对疗愈效果产生不可预测的影响。以传统的原声器乐作品为例，其演奏录音版本多达上百个，每位演奏家都在作品中注入了自己的情感。因此，如果直接使用现有的原声器乐录音作为音乐疗愈的材料，演奏者或治疗师的二度创作可能会对音乐疗愈结果产生影响或干扰，这对音乐疗愈的标准化造成了不小的困难。相比之下，基于数字音频技术生成的数字化声音材料避免了演奏者和治疗师二度创作的变量问题。

数字音乐的精确性和规范性也使其在未来的数字医疗领域具有独特的优势。医疗行业对精确度、可控性及标准化的要求较高，可控性较强的数字音乐技术恰好能满足这些需求。借由数字音乐技术，作曲家可以使用声音合成和处理技术精细地调整音色、音量、节拍和速度等音乐要素，实现对音乐情感的精确控制，为听众创造更合适的音乐疗愈体验。

除此以外，与灵活的数字音乐相比，传统音乐作品在经过演奏家的演绎与数字化录制后就被固定下来，而数字音乐中的声音材料在创作完成后仍然可以进行适当调整，这使得它更能实现为不同的患者量身定制个性化音乐疗愈方案，甚至可以根据患者的心率、血压等生理指标进行实时的调整。

数字音乐不仅可以保证高品质的无损输出，而且由于其全程数字化制作的特性，也有助于音乐进行线上传播，有效提升传输效率与便利性。

2. 3D 音频技术

在数字音乐冥想中，较为重要的是运用 3D 音频技术构造出一种三维声音效果，也可称为虚拟声（Virtual Acoustics）、双耳音频（Binaural Audio）、空间音频（Spatialized Sound）、全景声等 [1]，这种声音效果通过扬声器组或耳机回放，在声音出现的位置产生一个声音的"幻象"，这个虚拟声像的出现方位通常可以涵盖三维虚拟声场的任一位置，包括听者的

① 殷福亮，汪林，陈喆. 三维音频技术综述 [J]. 通信学报，2011，32(02)：130−138.

前后方、左右方和上下方。如果把每位听者的听音环境比作一个球体的话，3D音频的声音位置包含两个方向的自由度：水平角（前后、左右）和仰角（上下），这就说明3D音频的核心为上下方向高度信息，而这个高度信息正是传统立体声音频所不具有的。

3D音频从另一个层面来说是双耳空间听觉的表现形式，它的出现和发展乃大势所趋，因为在实际生活中，用耳朵判断声音的空间位置对于人们的生活和生存来说是非常重要的。首先，人们利用空间听觉来判断声音的方位、远近，比如判断房间大小、对背后的危险做出反应等；其次，方向性的听觉使我们能够在嘈杂的环境中集中注意力；再者，空间听觉与我们的情感有着紧密的联系，比如，一个轻柔的声音拂过耳朵，代表着我们的爱人正在身边，使我们产生情绪上的愉悦感，而一声老虎的吼叫带来的却是危险的信号 [①]。人对于空间的感知是一种原始的本能，反映了听觉需求，普通立体声虽然作为一种基本的双声道听音手段，但是在声音定位和空间化方面被打乱，对听者的听音习惯有一定的混淆及颠覆。

目前主要的 3D 音频技术有如下几种：VBAP 幅度矢量合成（Vector Based Amplitude Panning）诞生于 1997 年，多声道三维音频理论，是基于三维空间中的正弦法则，利用空间中 3 个邻近的扬声器形成三维声音矢量；WFS 波场合成（Wave Field Synthesis）

---

① 布劳尔特 J. 空间听觉：人类声定位的心理物理学 [M]. 科学出版社，2013.

诞生于 1989 年，多声道三维音频理论，是基于惠更斯原理重建原始声场信号；Ambisonics 诞生于 1975 年，多声道三维理论，利用球谐函数记录声场[①]；Binaural 双耳拾音技术始于 1881 年，双声道三维音频理论，利用"人工头"拾取原场信号。其中，Binaural 拾音技术是唯一一种双声道三维音频理论，其声场自然，接近自然听音的状态，也是 3D 数字音乐在冥想中使用的核心技术之一。

Binaural 拾音得到的具有空间感的声音，源于对人耳听音方式的模拟。人耳作为人体的一部分，它的主要作用是声音定位。在一个空间中有来自四面

---

① 董石，胡瑞敏，杨玉红，等.面向多声道三维音频的和差压缩编码技术[J].通信学报，2014，35(06): 148-153.

八方的声音，其中直入人耳的称为直达声，而经墙壁、天花板和其他物体反射后到达人耳的声音称为反射声。在一个空间中，直达声和反射声都会通过不同的方向到达人的左右耳。由于双耳间存在间距差，左边声源发出的声音会先到达左耳，而晚一些到达右耳，此处的延时被称为双耳时间差（Inter-aural Time Difference，ITD）。我们还可以将它理解为双耳间的相位差。另外，对于声音更晚到达的右耳来说，它同时又处在头部的声阴影辐射中，声源发出的声音被头部遮挡一部分后，声波的振幅大幅度减弱，导致右耳接收的声音会比左耳更轻，此处的音量差异被称为双耳音量差（Inter-aural Level Difference，ILD）。在 ITD 和 ILD 的帮助下，我们的大脑对于声音就有了一个基本的定位。有一点需要补充的是，ITD 和 ILD 在不同的频段上反映出的效果不同，两者是互补的。比如，波长更长的低频声波，头部的声阴影对其遮挡作用不明显，来自左边的声音会通过绕射到达右耳，导致 ILD 基本无异，需要依靠 ITD 来定位。但是，当声音从头部正前方或正后方、正上方或正下方传来时，正前方声音到达耳朵的 ITD 和 ILD 与正后方声音无异，正上方声音到达耳朵的 ITD 和 ILD 与正下方声音无异，此时声音定位主要依靠的是头部、外耳和躯干对于声音频率的改变，而我们的大脑会将这些音色频率和相位的改变翻译为位置信息，使耳朵分辨出声音的方位，这就是耳廓的滤波作用。当声音定位的参数 ITD、ILD 与耳廓滤波结合在一起时，就形成了头相关传输函数（Head Related Transfer Functions，HRTF），而且由于 ITD、ILD 和耳廓滤波因人而异，所以每个人的 HRTF 参数都不同[①]。

随着杜比全景声（Dolby Atmos）、三维菁彩声的出现，以及其所呈现的 3D 音频带来的沉浸且真实的听觉体验，3D 音频被越来越多的人所知晓，已经成为了下一代的技术，也是媒体领域的一个重要组成部分。2015 年，全球首个使用 3D 音频技术创作的驻场演出——声立方[②]在上海成功上演，紧接着，如喜马

---

① 张化雨.Binaural 拾音技术及其应用初探 [D].上海音乐学院，2019.

② 2015 年，全球首个"超感官空间——声立方"在上海创作完成。这场在上海民生美术馆的演出，让世人见识到了 3D 音频的独特魅力。"声立方"中所应用的"3D全息声音"技术，是当时全球领先、成熟的（转下页）

拉雅、QQ 音乐等各主流媒体平台纷纷推出使用 3D 音频技术制作的音乐（耳界团队于 2019 年成为喜马拉雅 3D 音乐独家战略合作伙伴）。现如今，可以看到高品质的 3D 音频内容出现在了家庭空间（网易云音乐于 2023 年的 TV 版更新中推出了与耳界合作的杜比全景声冥想内容），以及智能汽车（耳界团队于 2023 年与极氪汽车达成合作）当中。

本书所述的 3D 数字音乐就是一种依托 3D 空间定位全景声技术及数字声音合成与生成技术等现代化信息技术而创作的一种新形态音乐。随着技术的进步，

（接上页）"3D 声音还原"技术。演出由现场 129 只音箱分四层空间包围式排列并配合三面投影，跳脱出了传统音乐会的演绎模式，以整个空间作为舞台。项目总监：陈强斌；项目统筹：秦毅；创作团队：房大磊、秦毅、杨扬、徐志博、孙晓华、达彦、包为跃。

3D 数字音乐的应用领域也将不断扩展。

3. 3D 数字音乐对冥想的作用与优势

至此，我们了解了数字音乐和 3D 音频技术，将以上两者有机结合便诞生了本书的核心概念——3D 数字音乐。

3D 数字音乐被运用于音乐冥想和音乐认知治疗，使其对冥想过程产生特殊的作用并体现出它的优势。以下三个方面可以很好地解释其机制与形式。

首先，3D 数字音乐的空间音频特性给听者带来了心理空间感的变化。3D 技术处理采用一种基于对象追踪的实时 3D 声场构建，结合混音系统、基于双耳效应的虚拟声场实时交互系统，辅以空间化合成、方向暗示、HRTF 技术。这种处理使听者佩戴耳机听音乐时，有着不同于 2D 平面的音乐感受。这种空间定位技术使声场具有三维声音方位、呈球形分布，音乐充满整个 360 度的音响空间。[①] 关于 3D 技术的空间特性使人产生安全感的原理，格式塔心理学派提出的"心物场"理论提供了一种解释的可能。根据音乐联觉的心理机制，我们用以知觉现实的观念，称为"心理场"（Psychology Field），而将要被我们知觉的现实称为"物理场"（Physical Field）。"心物场"是人类的观念投射到现实之后所产生的结果，由自我和环境组成。例如，"鸟声"在物理场来说只是环境中的一种声音，但这种声音在音乐的强化下，再加之对于鸟栖息的自

---

① 谢金烨，毛媚，秦毅 . 音乐正念冥想的理论与实践探索 [J].
　音乐探索，2024(01)：80-88.

然生态环境的认知，我们便产生对这一自然环境的联想，进而产生放松、舒缓的感受。而 3D 空间技术可以加强这种联想与投射、降低产生此种感受的困难程度，3D 空间环绕声所带来的沉浸式体验直接在听觉层面施加了一个额外的"物理场"，从而使听者的心理感受更加强烈。

3D 技术配合柔软的电子音色所形成的 360 度物理空间，通过"心物场"理论在听者内心形成了心理空间。这个空间像一个容器，是一个安全的想象世界，这个空间可以承接和容纳所有的负性情绪。听者会产生一种被抱持感，仿佛身处一个球形的空间内，被包裹起来，就像婴儿舒适地躺在妈妈的怀抱，这种心理暗示为听众提供了安全感。在这种抱持下，听者会感到自己拥有力量，能够在安全的氛围中自由地发展自己的心理功能。在这个放松、舒心、安全的心理环境中，听者的感受是自由的、能够恢复精力且充满心理能量的。

同时，听者不仅感到自己安全地身处这个心理空间内，还能感受到自己拥有把这个空间扩大的能量，甚至可以扩大到宇宙空间，达到心理场与物理场之间最强的联结状态。一个人的心理空间越大，意味着他承受的外部事物与内心情绪、认知的联结范围就越广，心理格局就越大、容纳度越高。这种心理空间的扩展也增加了现实物理空间中生命的宽度，从而增强了听者生命的活力。

此外，在左右、上下的 360 度空间中，空间定位技术所具有的方位移动功能，能实现流线型的移动感受。这种移动增强了特殊空间感的塑造，缓慢但流畅的节奏对于牵引聆听者的心率直至一个平静状态也产生作用，这是一个更为直接的生理层面的效果。此时，人的注意力集中于这种音色的空间移动中，能减少外在情绪对个体的控制，以及随之发生的自动化的行为模式。

其次，与颂钵等长延音共鸣乐器特性类似的绵延音色，配合3D全景声技术，使听者能体会当下的时间，感受每时每刻，把注意力从压力上转移开，是减轻压力感的重要原因。延绵的乐音代表着时间的存续，声音在时空中的移动会引导聆听者去关注余音。纵观我国古代音乐史，"余音绕梁"这一成语就被用来描述古琴演奏中其乐音的悠长不绝；很多当代作曲家在创作时也会关注余音的变化，并基于此展开构思与遐想。3D 数字音乐中的余音在变化的时候，相对其声音背景处于动态的状态，此时听者的注意力更容易受到这种动态部分的影响。认知心理学中的注意原理显示，跟静止的事物相比，动态事物更容易引起人的有意注意[①]。在听觉层面同理，时空中移动的余音作为动态较为强烈的声音往往更能成功引起听者的注意，使其注意力集中于当下的聆听中，这种思维集中更有助于冥想的实现。此时听者的意念在大脑中遨游，没有其他干扰。动态脑波音乐的原理便与此有相似之处。

最后，在 3D 数字音乐空间感、时间感的双重作

---

① Sternberg R J. 认知心理学. 中国轻工业出版社, 2006.

用下，听者仿佛身处于一个舒适安全的虚拟时空，在心理层面上产生一系列积极变化，产生沉浸感。沉浸的原理可以用 VR（虚拟现实）技术来理解，无论是 VR 技术还是全景声技术都有一个显而易见的优势，就是"临场感"和沉浸感的实现[①]。听众如果有一种身临其境的感觉，就会高度专注于"现场"，更易出现愉悦的"心流（Flow）"感。

相比于传统的单声道或双声道音频带来的平面感，3D 数字音乐所营造的时间、空间特性给听者以存在感、安全感、沉浸感。这使听者在聆听声音的同时引发生理、情绪、审美及心理层面的反应，有助于

---

① 陶维东，孙弘进，吴灵丹 . 浸入式虚拟现实技术在心理学研究中的应用 [C]// 中国心理学会 . 第十届全国心理学学术大会论文摘要集 . [出版者不详]，2005：170.

从感性层面增强疗愈效果。听众沉浸于这种安全的环境中，会更容易进入冥想状态并产生心流，这种状态下冥想者对注意力的监控达到较高水平，目标感随之增强。

另一方面，在这种听觉的三维空间虚拟场景包裹下，听者的这种专注但放松的体验与日常聆听时的放松有所不同，更容易使音乐与自己建立一种强联结，从而进入一种被称为"边缘状态"的意识状态。这是一种介于意识与潜意识之间的状态，是真正的深度精神放松才能进入的特殊意识状态。当进入到"边缘状态"后，听者会对指导语的内容产生丰富的视觉联想，并放大触觉、嗅觉等感官的体验，会对想象中的环境或景象产生一种身临其境的感觉。例如在听到"太阳照在你的身上，使你感到越来越暖和……"的指导语后，听者不仅有温暖的感觉，还能看到一片春暖花开的景象，甚至能闻到雏菊的清香。在这种状态下引发的多感官体验，深刻地感受音乐与生命的美感，使心理上的"高峰体验"得以实现，并且这种良好的状态还能够在接下来的几天当中延续。

3D 数字音乐可以进一步地拓展纯听觉范畴，配以灯光、视觉、立体声或多声道扬声器、香气等辅助条件，听者能身处多感官的环境当中。当环境中内容丰富程度上升，且更有吸引力时，沉浸感也进一步增强。这种场景化的搭建，也为心理调整创造了适宜的氛围。同时，当 3D 数字音乐与智能穿戴设备或家居日用品相结合时，实现冥想的过程变得更加容易，也更贴近我们的生活。例如将3D数字音乐与枕头制成一体，当我们入睡或者小憩时，就可以让音乐助眠枕为我们提供合适的助眠音乐，帮助我们更快地入睡。需要注意的是，承载3D数字音乐的载体需要经过适配度调校，使播放载体更符合3D数字音乐本身所需的播放条件。

当然，不论是注意力恢复理论，还是从进化的角度看，最适合人类放松的环境仍然是大自然。缺少和大自然的接触会使人的精神疲惫、效率降低，让我们更加易怒、冲动，更难以处理压力，这些都会对我们的精神健康造成伤害。我们每个人都生活在两种现实中，一是物理现实，一是心理现实。"大自然"代表的是物理现实，而通过科技和艺术创造出的3D数字音乐可以为冥想参与者创造一个更好的心理现实，即当人们受制于环境与时间成本等因素，无法实现立即投入大自然的环抱，我们可以通过科技将与大自然有关的听觉要素在 3D 数字音乐中创造出来，使冥想参与者可以不用身处大自然的物理现实中，也可以在心理层面"身临其境"，这种"心理现实"的创造亦对改善人们的情绪具有不可忽略的作用。

4. 双耳拍频技术及干预原理

3D 数字音乐中还有一种特殊的表现形式叫作 3D 脑波音乐，这是一种在音乐中添加相应频率脑波的音乐形式，采用双耳拍频(Binaural Beats)技术进行制作。双耳拍频实际是一种在大脑中自然发生的科学，不同频率的声音通过耳机发送到左右耳，听到两个不同的频率后，大脑会通过将两个不同的频率翻译为一个一致的、有节奏的声音频率（称为双耳拍频）来做出响应。大脑最终翻译得出的频率为最初发送到左右耳的两个频率之差，这就是所谓的"响应后频率"（Frequency Following Response），这是一门已存在百年的自然科学。

双耳拍频最早于 1839 年由一位名叫海因里希·威廉·多夫（Heinrich Wilhelm Dove）的普鲁士物理学家和气象学家发现。他是一位敏锐的实验者，他的这项实验为在脑波声学诱导领域的探索铺平了道路。那是耳机尚未问世的时代，多夫在他的房间里设置了一套装置：房间的一侧放了一把音叉，通过管子连接到受试者的一只耳朵上，然后，他将另一把音叉放在房间的另一侧，也通过一根管子连通到另一只耳朵。两把音叉以不同的低频振动，因此受试者的左耳和右耳受到不同的频率。多夫记录说，他的受试者感受到两个频率合并后的效果是一种慢拍（Slow Beat），也就是现在我们知道的双耳拍频。

直到 1973 年，生物物理学家杰拉尔德·奥斯特（Gerald Oster）博士才在名为《大脑的听觉节拍》（Auditory Beats in the Brain）的论文中将双耳拍频带入了主流（《科学美国人》，1973）。奥斯特的论文将多夫研究的各个方面整合在一起，使双耳拍频重新与现代科学问题关联，其中涉及声音如何帮助恢复损伤。奥斯特认为双耳节拍具有研究价值，并可以作为医学诊断工具。他发现双耳拍频具有解释听觉系统特征的潜力，尤其是我们如何在环境中对声音进行空间定位及如何从背景噪声中选择性地挑选出单个声音。从医学的角度来看，奥斯特看到了双耳拍频在诊断听觉障碍方面的潜力，并发现了解决一系列看似无关的医学问题的可能性。例如，奥斯特发现强有力的数据表明，双耳节拍的听觉能力下降是帕金森病的早期预测因子。他研究双耳拍频如何帮助解决诸如注意力不集中、焦虑、失眠、疼痛和记忆力不佳之类的现代疾病，其原理为：双耳拍频所涉及的神经通路与常规听觉不同，且双耳拍频的聆听会引起特定的神经反应。

五十多年来，科学家和音乐研究者进行了大量研究，双耳拍频（脑波声学诱导）音乐被世界各地的人们用来帮助缓解压力和焦虑情绪，帮助集中注意力和学习，增强记忆力，帮助睡眠和缓解疼痛。但在目前的脑波音乐领域，仍存在着双耳拍频的声音频率与音乐关联性弱、缺乏美感等问题。脑波音乐通常使用双耳拍频的声音频率和纯音乐组成，但这种单纯的结合很容易遇到一些问题：如果采用传统的音乐旋律和声方式，双耳拍频的声音频率和音乐的节律会形成纵向的不和谐及冲突；又或者强调双耳拍频的声音频率而忽略音乐，那在听感上会难以接受，缺乏美感。因此，目前市面上的脑波音乐，大多将夸张的声音效果作为卖点，不仅会使其失去原有功能性，而且可能反而会引起紧张、烦躁、恐怖的负面情绪，干扰听者进入睡眠或冥想状态。

耳界团队经过多年研发设计的 3D 脑波音乐将双

耳拍频与相适应的频率区域相结合，选择绵长、悠远的音色，这在改善冲突感方面颇有成效。同时，也根据不同的需求，形成更有针对性功效的 3D 脑波音乐，它利用声音的掩蔽效应原理，使脑波音乐中的双耳拍频频率和纯音乐完全地融合在一起，使听者模糊对脑波频率不舒服的听感，从而使聆听感更加舒适，让听者更易接受。其使用的数字音乐技术生成双耳拍频的不同频率，确保高音质的同时，也使双耳拍频的功能性通过声波完整地传递出去。

耳界团队根据 3D 脑波音乐中使用的五个核心脑电波状态，分别列举出相关的效用。比如，Delta 波：0.1 ~ 4 Hz，这是一种"无意识"状态，在深度睡眠时出现，治愈；Theta 波：4 ~ 8 Hz，这是一种"潜意识"

状态的脑电波，能帮助人们进入深度放松／内在平和的状态，是一种冥想、产生创造力和即将入睡前和觉醒前的状态；Alpha 波：8 ～ 14 Hz，放松而专注，缓解压力，积极地思考，高效地学习，自如地参与活动和融入环境；Beta 波：14 ～ 30 Hz，清醒状态下，大脑里最活跃的几乎全都是 Beta 波。它是人们集中注意力、高层次认知、分析型思考和问题解决、激发能量的脑波形态；Gamma 波：30 ～ 100 Hz，出现在注意力高度集中状态，对高等级的信息处理、认知增强、唤起回忆有重要作用。由此可见，并非所有波段都是为冥想和放松而设计，但可以看出，Alpha、Theta、Delta 三个波段都与放松、冥想的心态有关。例如：要引起深度放松，我们可以听 Theta 波状态音乐；为了使大脑更深入地睡眠，我们可以听 Delta 波状态的音乐。

耳界 3D 脑波音乐的设计通常将响应后频率设计为 Alpha、Theta、Delta 三个波段，并且在脑波频率之外伴随舒缓平稳的音乐，用以与冥想类似的方式来训练大脑，帮助身体需要放松、坐下或躺下时使用。在脑波频率之外伴随着舒缓平稳的音乐和一种由左右耳的声音差带来的 3D 听感，有利于获得放松、集中的心态，并最终有利于自身的训练和发展。脑波音乐是一种数字化的电子音乐，可以模拟任何一种乐器的声音，也可以产生众多超越真实乐器的声音。其风格涵盖范围极广，可塑性极强，是一种数字化的表达，且对于时下流行的在线聆听比较友好。数字音乐相比于传统的音乐形式，音色还原度高，音响效果好，速度节奏的准确性强，并且不受地域限制，可通过互联网远程共享。数字音频技术下，数字音乐可以高精度地呈现音乐，对音乐干预来说更加规范。

耳界团队原创制作了多张 3D 脑波音乐专辑，播放量达亿次。近期又在第一张脑波音乐的基础上，进行了脑波音乐融合不同音乐类型的尝试，比如：禅意脑波、轻音乐脑波、宇宙科幻类脑波等，可有效应用于睡眠障碍、心理疾病、提高认知等人群的音乐干预。

第二章　数字音乐冥想的概念及作用方式

第一节　数字音乐冥想概念与实践研究

数字音乐冥想是一种将数字音乐作为疗愈手段和因素引入传统冥想训练的特殊方式，它基于音乐心理学领域中对人的音乐生理、心理反应等相关研究，是疗愈性应用音乐与冥想疗法有机结合的尝试，在心理治疗及艺术疗愈领域已有相关成功实践。

音乐冥想的宗旨是通过音乐与冥想等多种因素方法的联合作用，提高冥想参与者的注意力水平、改善身心状态。这就要求冥想中的音乐元素首先需为这个宗旨服务，冥想音乐通常具备鲜明的应用性与功能性，作为疗愈过程中的功能要素而存在，此时音乐本体的可审美与艺术性仍旧存在和被需要，但需退居次要地位。总的来说，无论音乐在冥想训练中是否作为聆听的焦点存在，音乐在整个过程中更多起辅助与支持作用。

实际应用中音乐与冥想结合的具体形式多种多样。常见的基本形式有冥想结合音乐疗法的实践，即在一套治疗方案中同时用到冥想疗法与聆听音乐等与音乐有关的疗法，多见于医学与心理治疗临床实践中。这种模式实际并不存在真正意义上的音乐冥想，而仅是两种疗法的联合使用。对通常不具备音乐学习背景的治疗师和研究者而言，音乐治疗是相对新鲜而陌生的方法，这使得其在践行上也存在相对难度，具体内容设计上也无法足够深入。尽管如此，在医学与心理治疗临床实践中引入音乐治疗方法，仍是一种有益的探索和尝试，是一种可行的艺术疗愈应用途径。

相对而言，医学与心理治疗临床实践中也存在大量播放特定性质的音乐、同时进行冥想训练的疗愈模式。疗愈所用的音乐并非随机而任意的，而是经过一定条件的筛选。它们通常具有平静、柔和的特点，从音乐心理学角度来说具有一定镇静性质，适于辅助冥想练习的开展。该模式属于较为简单、初级的音乐冥想尝试，将音乐聆听与冥想有机结合。这种模式下，音乐这一疗愈性要素确实进入到了冥想的过程中，与其在同一时刻起作用，二者属于相辅相成的关系。从该类型中音乐与冥想结合的程度来看，此种模式已可被称为"音乐冥想"疗法。

但是，采用现有特定的音乐进行音乐冥想也存在弊端。使用现有音乐意味着冥想练习的部分在设计时存在一定局限、可能需要向音乐本身的性质特点靠拢以达成配合，否则就失去音乐冥想的意义。而这么做的结果便是，治疗师无法根据具体的疗愈需求精确地设计冥想练习内容，现有音乐也无法与特定的冥想引导语产生更深入、紧密的关联度，引导人们更有效地进入冥想状态。实际上，由于音乐在音乐冥想中的应用性、功能性的作用指向，根据冥想所希望达成的疗愈目标来量身定制音乐的做法从理论上说也更合理、更具科学性。

于是，使用特别创作的疗愈性音乐、同时融入冥想的理念与方法的专门音乐疗愈项目的设计实践应运而生。与前述形式相比，这种模式不仅要求研发团队同时具有音乐与心理学双重背景，还需具有音乐心理与音乐治疗相关交叉学科知识储备，且需要一定的人力与资金投入才能够实现。实际上，这种精品化的模式在艺术与心理疗愈相关领域已不为罕见，网络上一些音乐冥想、音乐疗愈音频内容品牌也属于此类。

3D 音乐疗愈品牌"耳界 Earmersion"，拥有国内领先的专注于情景式听觉内容制作与技术研发的团队。产品包括助眠、冥想课程，纯音乐与白噪声等，由科学、专业的团队基于已发表的研究成果设计全面的音乐疗愈体系。耳界在喜马拉雅、QQ 音乐、酷狗、网易云、bilibili 等平台均上线了用数字音乐技术制作的专辑。以喜马拉雅平台为例，仅 2022 年总播放量就高达 3.69 亿次。

　　在喜马拉雅平台上，耳界共上传了专辑 46 张、音乐 1619 首，拥有粉丝 80.6 万人（数据截至 2024 年 7 月）。这些专辑围绕优质睡眠、减压放松、提升专注力等方面，广泛的音乐疗愈种类涵盖了人群常见的心理健康需求。耳界音乐专辑的形式按基本元素进行分类，可分为疗愈性自然声景（纯声音）、疗愈性音乐、冥想引导语的音乐、认知干预冥想音乐及脑波音乐等几大类。我们将在本书中为读者提供各类音频示例。不同音乐专辑各有其作用原理与特色，而音乐专辑的疗愈原理与特色均建立于耳界音乐专辑的 3D 数字音乐技术上。不同于 2D 平面的音乐感受，3D 即具有三维声音方位的球形声场，音乐充满整个 360 度的音响空间。这种3D音乐具有抱持技术，给人听觉以空间感、存在感、延伸感，当人的存在感趋于完善，内心的安全感也随之增强。[①]

在过去五年中，耳界研发团队通过多项实验研究，采用生物多导反馈仪、脑电仪、注意力测验、情绪评定量表等作为实验数据采集工具，选取前后测的被试对比后发现，数字音乐冥想在生理、情绪和心理层面对人产生一定的疗愈作用。例如：在一项关于3D数字音乐聆听对普通人群血压变化及睡眠促进作用的观察研究中，被试接受原创3D数字音乐干预后，血压的收缩压和舒张压均降低，差异具有显著性（ P < 0.05 ）。

———————————

① 谢金烨，毛媚，秦毅.音乐正念冥想的理论与实践探索 [J].音乐探索，2024(01)：80-88.

研究结果显示，原创 3D 数字音乐对普通人群的情绪调节有明显影响作用。"镇定型 3D 数字音乐"对于睡眠的促进作用更为明显[①]。

在"3D 数字音乐对自主神经系统反应的影响及其治疗潜力"的研究中，采用 4 段原创数字音乐，针对性地改变音乐变量，对 154 位普通人群个体，在听音乐干预过程中的皮肤电反应变化进行观察。结果显示，所有参与者在聆听 3D 数字音乐后，皮肤电反应（GSR）数据均有所下降。3D 数字音乐具有明显的声源空间运动特征，与实验前的基准值相比，参与者的 GSR 发生了显著变化（$P < 0.05$）。因此，可以合理

---

① 秦毅，毛媚，王雨霓，等 . 原创 3D 音乐对普通人群身心调节的效果分析 . 第十九次全国行为医学学术会议 . 中华医学会 . 2017.

地认为，3D 数字音乐对普通人群的自主神经反应调节具有明显的改善作用，有助于身心健康，未来可作为焦虑和失眠等心理和生理疾病干预的辅助手段。同时，该项研究也表明：节奏结构的稳定性、声源位置的移动状态、主旋律可辨识度等也对自主神经反应调节产生影响[①]。

另一项关于"3D 听觉刺激诱发脑电波的特征"的研究，通过收集 3D 音乐播放前后的脑电图信号，寻找脑电图特征。研究使用特定位置特定频率的持续 3D 数字音频作为刺激材料，对同组被试的安静阶

[①] Yi Q，Huayu Z，Yuni W，et al. 3D Music Impact on Autonomic Nervous System Response and Its Potential Mechanism[J]. International Journal of Multimedia Data Engineering and Management (IJMDEM)，2021，12(1)：1−16.

段和音乐阶段的脑波变化进行研究。从脑区和脑通道的 Alpha、Beta 和 Theta 波段功率变化分析表明，3D 数字音频声音刺激对普通人群的脑电图功率有显著影响，大脑达到了放松状态；听 3D 数字音频后，Alpha 波明显上升，Theta 波明显下降；大脑顶叶和枕叶对三维音频更敏感，右半脑 Alpha 波变化更明显，与声波刺激点位置基本一致。在另一项采用临床对照实验进行术前焦虑的研究表明，耳界原创 3D 数字音频能有效降低眼病患者进行手术前的焦虑程度 [1]。

另一项研究也使用 3D 数字音乐对大学生焦虑与抑郁情绪进行干预，四周后，学生的焦虑与抑郁分

---

[1] Yi Q , Mei M, Huayu Z , et al. Features of brainwave induced by 3D auditory stimulation. 2020 International Conference on Culture-oriented Science & Technology (ICCST), 2020.

值都明显低于干预前（SAS：t=11.160, P < 0.05；SDS：t=12.603, P < 0.05），学生焦虑与抑郁分值的下降幅度有显著差异（t=-3.219, P=0.002）[①]。而最近一项关于 3D 数字音乐聆听对 6—15 岁少儿的注意力品质影响的实验研究中，我们发现实验组少儿在注意的选择性、集中能力与稳定性（抗干扰能力）三个方面均显著高于对照组少儿，说明 3D 数字音乐聆听有利于提升 6—15 岁少儿的注意力品质[②]。近年来的多项实验研究表明，特定的 3D 数字音乐的确对人的身心改善方面能产生积极有意义的效果。

---

① 陈峰，秦毅，梁秀清，等．数字音乐冥想对大学生焦虑与抑郁情绪的干预研究 [C]. 新时代上海高校心理健康教育实践与探索：上海高校心理咨询协会 2023 年学术年会．

② 毛媚，秦毅．3D 数字音乐聆听对 6—15 岁儿童注意能力影像研究 [J]. 北方音乐，2023(04): 136–140

第二节　数字音乐冥想的作用方式

1. 数字音乐作为冥想支持

有关音乐冥想的应用和机制研究在国外已蓬勃开展，许多学者针对音乐冥想作了相当深入的各类探讨。相关研究可以根据音乐在冥想中的不同作用而分为两类：音乐作为冥想支持的研究；音乐作为冥想倾听或参与焦点的研究。[①]

第一类，音乐作为冥想支持的研究。德沃夏克等采用三种方法进行音乐冥想练习，试图比较不同听觉刺激在支持冥想方面的有效性和偏好。这三种方法分别是：音乐作为冥想的支持，音乐作为冥想倾听的焦

[①] 谢金烨，毛媚，秦毅.音乐正念冥想的理论与实践探索 [J]. 音乐探索，2024(01):80-88.

点，以及音乐作为冥想积极参与的焦点（Dvorak，2019）。其中，音乐为冥想提供支持性作用时，参与者的注意力集中于冥想对象而非音乐上，音乐主要起增强冥想体验的作用。[1] 迪亚兹等的研究发现聆听音乐可以增强冥想状态，随之提高注意力。[2] 莱西乌克的研究中描述了一种基于正念冥想的音乐疗法（Mindfulness–Based Music Therapy，MBMT）的开发和实施，这种疗法针对接受乳腺癌辅助化疗的女性

---

[1] L A D, Eugenia R H .Comparison of music stimuli to support mindfulness meditation[J]. Psychology of Music, 2019, 49(3): 030573561987849–030573561987849.

[2] Diaz M F. Mindfulness, attention, and flow during music listening: An empirical investigation[J].Psychology of Music，2013，41(1)：42–58.

患者所开设。[1] 克鲁兹等的研究中提及了用音乐聆听作为对被试的反馈来培养其冥想水平的方法，该方法中对被试呼吸的实时测量调节着音乐要素的改变，这种过程所产生的体验和效果与一般的冥想十分相似。该研究还提到迪亚兹的另一个项目，该项目分析了正念诱导对被试心流反应及音乐审美反应的影响，其结论解释了冥想可以增强参与者的目标。[2] 关寂照禅师提到选择安静轻柔的音乐进行支持性集中想象、增强

① Lesiuk T. The Development of a Mindfulness−Based Music Therapy (MBMT) Program for WomenReceiving Adjuvant Chemotherapy for Breast Cancer[J]. Healthcare, 2016, 4(3): 53.

② Cruz L D L O，Rodr í guez−Carvaja R. Mindfulness and Music: A Promising Subject of an Unmapped Field[J]. International Journal of Behavioral Research Psychology (IJBRP), 2014, 2(301).

正念呼吸来学习情绪调节，这个过程中脑海可能产生图像，也增强了对声音的意识。他还提供了一组基于主题/图像的音乐冥想放松诱导实践方案，参与者对其的评价是"音乐能引导和支持他们的体验"。[①]可见，音乐作为冥想的支持者时，冥想参与者的注意焦点不是在音乐本身上，而是在自身机体或意识上。对一致的目标来说，冥想音乐在此时作为背景式的因素对参与者的冥想练习与冥想效果起增强作用。

耳界 3D 情景冥想专辑的制作便是基于"音乐作为对冥想的支持"这一理论，通过身体扫描、渐进式肌肉放松训练、呼吸训练、3D 生活情景冥想等方式

---

① Jakusho Kwong-roshi, Laury Rappaport. Mindfulness and the Arts Therapies-Theory and Practice[M]. Jessica Kingsley Publishers，2014：117-128.

将音乐的作用体现出来。郭梅英等人研究表明"放松训练和腹式呼吸均能显著促进 Theta 波幅度升高和对抗应激时 Theta 波幅度的降低，腹式呼吸的效果优于放松训练"，并得出"腹式呼吸和放松训练可以有效地缓解心血管系统的应激反应"[①]的结论。音乐冥想中的呼吸疗法可以有效减少去甲肾上腺素和皮质醇等压力激素的产生，增加褪黑素释放，从而改善疲惫、焦虑等情绪问题。因此，在耳界 3D 情景冥想专辑中，将呼吸作为放松焦虑的手段，参与者可跟随呼吸引导词，将注意力从纷乱的思绪中抽离，集中到呼吸上来，与当下形成紧密的联结。同时，高品质的音乐音效配

---

① 郭梅英，阎克乐，尚志恩 . 放松训练和腹式呼吸对应激的影响 [J]. 心理学报，2002(04)：426-430.

合呼吸起伏，使呼吸更长、更平静，更高效地达到放松效果。

耳界团队已将 3D 生活情景冥想中的空间化 3D 合成技术申请专利。场景化的 3D 音效设计和文字脚本密切配合，既兼顾了冥想的疗效，又符合所处场景化定位。心理学研究表明，当人们专注于一些内心的美好景象时，能显著减缓负面情绪。因此专辑中的情境多为具象的、自然的景象，或群山环绕的湖水边，或丰收时节的麦田中，或碧海蓝天下。内心安全岛的营造帮助听众脱离物理现实进入心理现实之中。我们将邀请大家体验几种不同作用类型的 3D 数字音乐：

（1）身体扫描与渐进式肌肉放松训练

这一类型声音的作用是引领听众或参与者以渐进

的方式完成身体扫描与放松的训练过程。以专辑《全身身体扫描冥想》中《定位你的感受》为例，参与者会在聆听引导语、音效和音乐的同时，完成一次全身性的身体扫描（🎧示例音频1）。

　　在语言层面上，引导语会先提示听者保持一种不评判、觉知，接近正念的状态，然后身体扫描正式开始。扫描过程从头部出发，经由面部、双肩、双臂、腹部，最后到达腿部和脚部，从上至下依次渐进地进行觉察和有意识地放松。引导语以一种柔和的人声音质，直接以语言推进身体扫描与放松的进行，在适当的时候动态提示身体放松具体部位，并提示觉知和接纳。如它将当前需要集中注意的部位用"一束光"来形象地指示，"渐渐地，这束光来到了你的面部。保持好奇心，你的表情肌、眼睛、嘴巴、耳朵现在是怎样的感受，是冷还是热？"

音效与引导语密切配合，整个放松过程中采用一个特定音色的声效来表现引导语中"光"的移动。这个代表光的声效经过 3D 全景声技术的处理，当引导语提示放松部位移动到何处，参与者也能听到"光"也随之移动到了那里。如听到前述"光"从头部移动到了面部的话语时，听者能够同时感受到代表"光"声效的声源位置从自己头部上方缓缓地转移到面部前。这种做法在听者对语言产生理性认知的基础上，激活了人的空间感觉，从多个心理层面有效地辅助语言达成放松引导的目标。此外，虽然本曲中未直接提及环境，但若隐若现、具有空间感的鸟鸣声效贯穿其

99

中，给参与者以身处大自然的感觉，有助于其情绪的释放，引导进入愉悦、平静的状态。

在音乐方面，音色具有柔和、和谐的特性，其根据助人放松、舒缓的机理进行创作、设计。首先，音乐全程保持稳定的节律，采用接近人静息时的心跳频率，这种稳定的节律和速度可以增加听者的安全感，促使听者产生放松状态下的 Alpha 脑波，从相对浮躁的状态逐渐平静下来，也具有一定的助眠效果。其次，音乐不会一直发展，而是有一定规律地反复，特定的段落重复出现，这会使参与者对这些音乐段落产生熟悉感，激活其大脑内侧前额叶皮质，从而感受到愉悦。再次，尽管存在稳定和不断反复的部分，音乐的这种重复更多地游离于一般听众的既有经验与意识之外，在参与者专注于放松冥想活动的前提下，整体仍具有不可预测性，这使参与者放弃了对音乐部分的预测。不断预测的满足一定程度上可以增加大脑兴奋度，而放弃预测可使参与者大脑中试图与外界节律同步的神经振荡夹带主动关闭，从而导致真正的放松。[①]此外，持续的低音、延留的和声也会诱导参与者进入与清醒相对的恍惚状态，降低体内皮质醇激素水平。

（2）呼吸训练

该类型声音的呈现形式较为单纯，语言、音效与音乐一体性更强，主要用于有规律的节奏化呼吸训练引导。专辑中除了音乐、引导语、呼吸音效俱全的版

---

① 王鑫麟，邱晓悦，翁旭初，等.工作记忆的神经振荡调控：基于神经振荡夹带现象[J].心理科学进展，2022，30(04)：802-816.

本外，还提供不含引导语的音乐＋呼吸音效版本、不含音效的音乐配引导语版本等，供广大听众按偏好选择。下面以专辑《松·呼吸 Breath》中《腹式节奏呼吸法 放逐思绪渐入梦乡》为例对其作用机制进行说明（🎧示例音频 2）。

在语言方面，该曲没有过多的引导语，仅在呼吸律动间隙用极为放松的语气提示"吸气"与"呼气"。呼吸音效与引导语呈对应关系，引导语发出"吸气"指令后即有对应的吸气音效，呼气亦然，其气息绵长而徐缓，是良好的放松式腹式呼吸示范。音乐上，和谐的和声与柔和的电子音色作为持续的基底音始终存在，每做一次吸气与呼气动作，音高与和声会产生细微的变化，其作为稳定律动的辅助，节律与语言、音效保持一致。这种融合了认知行为疗法的腹式呼吸冥想引导，使参与者可以集中注意力、有意识地调整自己的呼吸节奏，从而调节身体的自主神经功能，减少去甲肾上腺素和皮质醇等压力激素的产生，增加褪黑激素释放，改善应激、焦虑等情绪问题及睡眠问题。

（3）3D 生活情景冥想训练

这一类型声音注重对生活情景的塑造，以语言、音效、音乐的整体声音设计，运用安全岛技术配合参与者想象构建特定情境，这些情境包括但不限于与大自然有关的场景，如花丛、雨天、沙滩、起飞等。参与者选择自身熟悉或偏好的情景进行聆听时，高真实度的声音设计所营造的氛围使人有"身临其境"之感，从而达到冥想效果与正念状态。以专辑《3D 情景助眠》

中《感受腾云驾雾的朦胧意境》为例，本曲总时长约20分钟，仅在前三分之一处有引导语提示情境，起飞的音效在最后几分钟也几近消失，只留下不断反复的音乐部分，这符合人体睡眠规律，能达到助眠的目标。本曲与该专辑中其他曲目一致，同时提供不带引导语的纯音乐版本（🎧示例音频3）。

该曲旨在构建一个听者搭乘飞机飞上天空，在这一情境中获得力量、舒适与安全感的情景冥想过程。语言方面，本曲的引导语有明显的剧情化特点，它描述了参与者想象自己成为远行旅客，经历登机、起飞、在天空中徜徉的全过程。引导语除了具备对情景中行为的描述与引导想象，还试图帮助听者从多感官角度觉察所想象的场景，以实现情景与自我意识的连接。

如描述到坐在座位上等待起飞时，提示"你的头靠在舒适的椅背上"，这种触觉方面想象引导的增加有助于让冥想参与者打开多种感官通道、产生联觉，丰富冥想体验，从而更容易专注、沉浸于想象的情景世界。

音效设计上，情景冥想类采用了类似于影视声效的设计思路，其音效配合引导语所述情节，在符合愉悦、放松的心理机制的基础上丰富细节、力求真实感。如本曲引导语在描述到登机时，能够隐约听到远处传来的候机厅广播通知声；描述飞机开始加速起飞时，飞机发动机轰鸣的声响也愈加响亮、稍显急促，配合3D空间定位移动技术，给人以机头腾空、即将起飞的感受。此时，听者的注意力集中于大脑中模拟出的声音定位与移动，其余无关外界刺激对其影响减弱，更易进入心流状态。

音乐方面与音效的设计理念一致，持续的电子低音与前述飞机发动音效几乎融为一体，营造蓝天一般宽广、深远、有容乃大的氛围，使听者放松，钢琴音色部分奏出反复的旋律，和声简易和谐令人愉悦，同样配合营造这一氛围。音乐的这些特点有助于听者逐渐脱离应激状态，交感神经系统的唤醒程度得到降低。总之，三者均在兼顾正念冥想效用的基础上，注重提升与目标剧情和场景的契合程度，最大程度地引导听众依照自身过往经验进行联想想象、连接自我意识，进入内心的安全岛，从而沉浸其中。

2. 数字音乐作为冥想倾听或参与的焦点

乔恩·卡巴金（Jon Kabat-Zinn）曾列出了一种

与音乐或声音有关的冥想练习，他建议注意声音与寂静，也可以使用音乐，想象声音与音符之间的空隙。[1]在德沃夏克的研究中，音乐作为正念倾听的重点时，参与者需专注听音乐及注意其各要素，以及音乐间的声音和沉默。[2] 巴伊兰等人的研究表明，专注地听音乐的效果可以导致情绪变化和对过去的积极回忆与反思，可能与正念训练类似；其原理在于它们可能共享与注意控制有关的一个运行机制，在这个过程中通过减少自我关注和增加元认知控制及对当前体验的关

① Eckhardt J K, Dinsmore A J. Mindful Music Listening as a Potential Treatment for Depression[J]. Journal of Creativity in Mental Health, 2012, 7(2): 175-186.
② L A D, Eugenia R H. Comparison of music stimuli to support mindfulness meditation[J]. Psychology of Music, 2019, 49(3): 030573561987849-030573561987849.

注，从而限制对消极思想和感受的反思，增加积极体验，并提出可以将专注倾听音乐与正念冥想结合起来。[1] 斯卡达莫尔和辛哈等都在他们的研究中提到冥想音乐聆听的益处，可以使参与者更平静、注意力得到增强。[2][3] 埃克哈特等人提到将正念冥想练习与音乐结合起来的疗法，其中用心倾听音乐的目标是减轻

① Baylan S, Haig C, MacDonald M, et al. Measuring the effects of listening for leisure on outcomeafter stroke (MELLO): A pilot randomized controlled trial of mindful music listening[J]. International Journal of Stroke, 2020, 15(2):149−158.

② Trevor S，Annette L，Mark W，et al. Mindful Melody: feasibility of implementing music listening on an inpatient psychiatric unit and its relation to the use of as needed medications for acute agitation[J]. BMC Psychiatry，2021，21(1)：132−132.

③ Uttamkumar S. Badge(Ed.), L B. Jadhav, et al. Current Trends In Life Sciences[M]. Lambert Academic Publishing, 2013: 109−110.

抑郁、觉察当前问题的本质与原因，以及促进对当前问题的情绪表达及调节。黑尔斯通等人发现，音乐中音色的改变可能影响参与者在正念冥想聆听中觉察的内容和所感知的情绪。[1] 关寂照禅师亦提及音乐为参与者的体验"提供了焦点，因为旋律和节奏吸引了人们的注意力，和声、配器和动态的变化维持听众的兴趣。音乐、意象和正念的意图是要意识到人们对音乐的反应，但不要被它们淹没。"[2]

可以发现，这类研究中音乐在整个冥想练习中所

[1] Eckhardt J K，Dinsmore A J. Dinsmore. Mindful Music Listening as a Potential Treatment for Depression[J]. Journal of Creativity in Mental Health, 2021, 7(2): 175−186.

[2] Jakusho Kwong−roshi, Laury Rappaport. Mindfulness and the Arts Therapies− Theory andPractice[M].Jessica Kingsley Publishers, 2014:117−128.

扮演的角色与第一类有所不同。多数研究都不约而同地提到了"专注地聆听音乐"，音乐在这类训练中作为受到关注的客体材料，冥想者通过对音乐的关注达到正念水平训练的目的。

以纯声音专辑《万物声》为代表，耳界 3D 数字音乐起到冥想倾听或参与的焦点这一作用时，内容以全景声和白噪声构成，既能听到江南细雨，又能感受潮起潮落。白噪声作为宽频带随机信号材料，具有平坦功率谱性质，与均匀分布的白色光谱相似（一段声音中的频率分量的功率在 0—20KHz，整个可听范围内都是均匀的[①]），因此被称为白噪声。白噪声具有

① 何立媛，黄有玉，王梦轩，等. 不同背景音对中文篇章阅读影响的眼动研究 [J]. 心理科学，2015，38(06)：1290-1295.

掩蔽作用，在一定程度上可以挡住部分突然变化的声音，在白噪声的环境下，人类对突发噪声警觉性降低，对于入睡、助眠有促进作用。

然而，在自然情况下，绝对理想的白噪声并不存在，但雨声、鸟鸣等自然声音可引导人类进入趋近白噪声的状态中。雷切尔·康普兰和斯蒂芬·康普兰共同提出的"注意力恢复理论"认为，个人注意力集中的能力随着集中注意力的时间延长而逐步减弱，随后将会产生注意力集中的困难、情绪易于激动，对从事需要集中注意力的工作易出现错误等情况。[1] 自然环境

---

① Staats H，Hartig T. Alone or with a friend: A social context for psychological restoration and environmental preferences[J]. Journal of Environmental Psychology，2003，24(2)：199−211.

所具有的迷人魅力不需要人们通过专心注视进行观赏，即自然环境对人们精神疲劳恢复具有明显效果。[①] 耳界疗愈性自然声景系列创作的全景声最大程度还原了大自然环境，对于注意力恢复、压力缓解有显著作用。

该专辑采用 VR 录音技术真实录制 360 度全景音频信号，给人以身临其境的感受。在沉浸式的声音疗愈中，全景声音频增强多感官体验，促进联想并使联想更生动，促进情绪释放，从而达到身心放松的效果。

以专辑《万物声》中《林中清泉》这一音频为例（🎧示例音频 4），3 分钟的时长全部由纯声音、音响组成，没有音乐与引导语。所有音响旨在塑造林中

---

① Velarde A M，Fry G，Tveit M. Health effects of viewing landscapes‐Landscape types in environmental psychology[J]. Urban Forestry Urban Greening，2007，6(4)：199‐212.

清泉这一声景：类似蝉鸣的背景声效具有白噪声的掩蔽作用，使听众产生对"森林"的联想，持续的流水声和不时出现的水波荡漾声则塑造"清泉"这一意象。3D全景声音频技术使听者感受到这些音效的"包围感"，让人仿佛身处森林中、流水前，促成身临其境的沉浸式疗愈体验。

在音频《晨光露珠｜悬挂于叶尖之上》中，中等强度的雨声成为白噪声的声音基底，时不时传出的雨打叶片的声音，使听者联想到悬挂于叶尖上的露珠；似从远处传来、隐隐约约有些许距离感的公鸡打鸣声则营造了清晨的时间背景，整个声景便笼罩上了一层朝气，为听者注入能量。通过对该专辑声音的正念倾听，听者可在对其的反应过程中改善专注力，提升正念水平。

　　耳界"水疗音乐"专辑是声音与音乐相结合专辑中的代表之一，以《3D水疗按摩音乐》专辑为例，内容包含了羊水声、细雨声、海浪声与具有云雾感的想象空间（🎧示例音频5）。在临床医学中，水疗在分娩、外科手术等领域中的镇痛作用已成为共识：水疗镇痛分娩及AIDET沟通模式可降低分娩疼痛程度并改善分娩结局。[①] 医学领域的研究发现，单侧膝关节表面置换术，术后按照分组予水疗护理，随着时间的延长，疼痛呈下降趋势，在各时间点持续水疗组的

---

① 黄仁英，谢勤英，肖文萍. 水疗镇痛分娩及AIDET沟通模式对分娩结局及疼痛控制满意度的影响[J]. 中国妇产科临床杂志，2018，19(05)：429-431.

疼痛程度均低于间断水疗组。[①] 同时，由于水流声具有白噪声的掩蔽效应的特性，使其能够营造安静、抱持的氛围，对于普通人群而言，"水流的声音有助于预防压力堆积"[②]、缓解焦躁情绪。

3D 水声与音乐技术，给人身临其境的感受，从天而降的雨滴、贴耳而过的云雾、眼前轻拍的海浪，通过 3D 空间声音层次的设置，增强了多感官的沉浸体验。这一专辑是音乐与声音的结合，以羊水声为例，柔美的轻音乐伴随着羊水声，营造出一种在妈妈子宫内的安全感受，从而帮助人迅速平静、入睡。而细雨

① 王健. 人工膝关节置换围手术期规范化疼痛管理 [D]. 南方医科大学，2014.
② V M T，Roberto M L，Rebecca B，et al. The effect of music on the human stress response[J]. PloS one，2013，8(8)：e70156.

声进入大脑时，大脑无意识地放松下来，产生接近人体放松时大脑的状态的 Alpha 波。

有关音效素材如鸟鸣、蝉鸣、流水等与自然有关的声音经常被加入专辑，此类声音起到类似白噪声的基底作用，其稳定的频率和响度，以及能引发参与者对身处自然的愉悦想象，引导其进入安全、放松的状态。

《3D 水疗按摩音乐》一辑中的曲目运用 3D 数字音乐技术进行空间化合成，均不含引导语，仅由各种水声音效、音乐组成。《【舒睡纯享版】空山听雨》一曲中的水声音效真实感强烈且具有方位感，听者能感受到水流从自己的两边身后顺着山坡流下，从身旁流过、直到流到自己的前方，有被平静的水声包围之感。《【舒睡纯享版】寂静海底》一曲中的海底泡沫声效亦应用球形分布原理，在听觉声场的随机方位不时出现，营造听者被海水包围的"心理现实"。

音乐部分与水声音效相配合，《3D水疗按摩音乐》一辑中的曲目多采用空灵、延留感强的数字音色，配合具体场景整体化设计选择合适的中低音区，以在节奏律动上较弱，音量较为平稳，和声色彩上以较为简单和谐的和弦为主，并有意识地隐藏旋律的存在感。这么做的目的是在保持悦耳与美感的同时，达成提升聆听专注力这一目标，更好地为正念聆听服务。

综上所述，音乐与冥想在实践中的关系并不是简单加和，它们有互相作用的成分，但互相作用的形式可能不同。音乐作为冥想的支持时，可以增强参与者的冥想体验、帮助提高冥想水平，增强其目标，并提供引导和心理支持。音乐作为冥想倾听或参与的焦点时，其效果与传统正念冥想训练类似，可使参与者在对音乐的反应过程中变得注意集中、增加对当下的觉察和情绪的感知及调节，减少自我关注与消极反思、增强积极体验等，这可能与跟冥想训练共享相同的注意控制机制有关。[①]

3. 3D 数字音乐冥想中的认知干预

为加强音乐冥想过程中的认知干预作用，我们在实践中除了使用无引导语的疗愈性音乐、带冥想引导语的疗愈性音乐外，还根据认知行为疗法和音乐认知疗法的原理，创作了加入合理认知引导语的音乐冥想。

---

① 谢金烨, 毛媚, 秦毅. 音乐正念冥想的理论与实践探索 [J]. 音乐探索, 2024(01): 80-88.

这是一种基于认知行为疗法的音乐（CBT-music）或认知行为音乐疗法（CBMT）[1]，在音乐疗愈过程中融入认知行为治疗策略的途径，有研究表明此类治疗方法亦可改善焦虑与抑郁，具有减压效果，并可在康复治疗领域使用。[2][3][4]

---

[1] 谢金烨，毛媚，秦毅. 音乐正念冥想的理论与实践探索 [J]. 音乐探索，2024(01)：80-88.

[2] Trimmer C，Tyo R，Naeem F. Cognitive Behavioural Therapy-Based Music (CBT-Music) Group for Symptoms of Anxiety and Depression[J]. Canadian Journal of Community Mental Health，2016，35(2)：83-87.

[3] Trimmer C，Tyo R，Pikard J，et al. Low-Intensity Cognitive Behavioural Therapy-Based Music Group (CBT-Music) for the Treatment of Symptoms of Anxiety and Depression: A Feasibility Study[J]. Behavioural and Cognitive Psychotherapy，2017，46(2)：168-181.

[4] E. R H .The Use of Cognitive-Behavioral Music Therapy in the Treatment of Women with Eating Disorders[J]. Music Therapy Perspectives，2001，19(2)：109-113.

认知行为疗法诞生于 20 世纪西方，1977 年，马霍尼主编的杂志《认知疗法与研究》正式创刊，标志着继精神分析、行为疗法后，认知行为疗法成为又一有效的心理治疗范式。这一疗法的核心是通过改变认知来改变行为，是一种具有很大发展前景的心理治疗范式。[①]

认知行为疗法（以下简称 CBT）作为相对年轻的心理治疗方法，它的理论基础建立在各哲学与实证心理学流派上，源流丰富：传统精神分析理论中对意识、前意识与潜意识的意识分层，新精神分析学对个体赋予生命中所经历事件的意义，现象人文主义强调的有意识的主观经历，认知科学中的个体建构理论，以及

---

① 汪新建. 当代西方认知—行为疗法述评 [J]. 自然辩证法研究，2000(03)：25-29.

皮亚杰的建构主义理论、图式思维说和拉扎勒斯的情绪认知理论等都是 CBT 的理论框架渊源。[①]

CBT 所有模式的理论假设基于以下两个核心因素：其一，认知的中介作用或情绪 ABC 理论。该理论认为个体被激发特定的情绪与行为反应后果（Consequences）的直接原因并不是事件（Activating Events）本身，而是由该与情绪、行为反应相关的事件所产生的认知，或者说想法与信念（Beliefs）所致；认知在情绪和行为产生过程中，在事件与结果之间起到关键的中介作用。这个认知或者说信念可以是合理（理性）或不合理（不理性）的，而事件若导致个体

---

① 辛素飞，王金睿，彭海云，等. 负性生活事件对青少年焦虑的影响：基于认知行为疗法的视角 [J]. 心理发展与教育，2023，39(05)：710-717.

产生不合理信念，则可能引发负性情绪，负性情绪的积压久而久之导致一定的心理障碍等。由此带来的启示是，面对持有悲伤、沮丧、抑郁、愤怒、紧张、焦虑、应激等负性情绪或心理障碍的个体，可以从认知角度、改变不合理信念入手疏解情绪，减少情绪层面的负性体验，进而形成良性循环，以改善整体心理状态、外部行为。其二，元认知的属性。元认知意为"对认知的认知"，故改变认知层面的不合理信念需要个体调动元认知能力。元认知能够对认知活动进行监测、评估及调整，而其中个体的选择性注意素质是关键影响因素，由此带来的启示是，锻炼个体的元认知能力亦尤为关键，这是使其更好地改变、调整自己的不合理信念的直接动力。[①]

在实践中，CBT方案不仅着力于从认知上改变来访者的不合理信念，也在此基础上干预其行为，"双管齐下"从内外两方面来改善。其中，个案干预与团体辅导的形式有所不同，但大体包括以下步骤阶段：建立关系、明确问题、识别消极自动化思维、觉察不合理信念、改变与行动、接纳与自我实现等。

音乐认知疗法是艺术心理疗愈领域一个年轻的事物，目前在国外相关研究中有很多不同提法，如"CBT with Music Therapy"（认知行为疗法联合音乐疗法），"Cognitive Behavioural Therapy–Based Music"

---

① 辛素飞，王金睿，彭海云，等.负性生活事件对青少年焦虑的影响：基于认知行为疗法的视角[J].心理发展与教育，2023，39(05)：710−717.

（CBT-music，基于认知行为疗法的音乐干预计划），或"Cognitive-Behavioral Music Therapy"（CBMT，认知行为音乐疗法）等。这些研究对其的称呼各异，但都意为一种将认知行为疗法与音乐聆听等实践活动结合而成的模式，提到的治疗方案也有相似之处。为便于表述，以下将这种疗法统称为 CBMT。

如今，常见的 CBMT 模式大致可分为以下两类：第一类是更类似于音乐疗法与认知行为疗法在治疗方法、治疗方案层面上的结合，常见于小组与团体辅导方案中，如在传统的 CBT 小组辅导框架内最大限度地加入音乐治疗中的常见音乐实践活动，包括但不限于音乐聆听、即兴创作、简易乐器演奏等；在活动结束末尾使用典型的 CBT 工具，如思维记录、家庭作业等。[1] 在这种模式中，音乐不仅作为一种被聆听的客体与背景存在，更如同音乐治疗一样被作为治疗活动使用的材料。这种治疗模式要求治疗师团队中有具备扎实的音乐学习背景与基础的成员，以适应治疗过程中各式音乐活动开展的丰富需要。同时，团队中具备对于认知治疗流派了解、掌握 CBT 技术的专业人士也是必要的。这类模式的弊端在于成熟的、成体系的方案设计与推广具有困难性，相关研究还在探索过程中。

第二类模式中主要涉及将音乐聆听与认知行为疗法相结合的放松方式。此类型中音乐这一要素和认知

---

[1] S C U, O M E, N C O, et al. Effect of cognitive-behavioral therapy with music therapy in reducing physics test anxiety among students as measured by generalized test anxiety scale[J]. Medicine，2020，99(17)：e16406.

治疗的融合程度更高，在方案设计的一开始两者就有着比第一类模式更为紧密的关联。其中认知行为疗法通过调整人们功能失调的想法、观念，从而改变人们的不良情绪和不适应行为，以达到身心健康的整体状态。同时，重至对于各类接受专业医疗基础上的精神类疾病，轻至恶劣心境、负性情绪，疗愈性音乐作为背景因素起到重要辅助作用。主要步骤为：由语言引导认知重塑，聆听者与语言、音乐、音效三位一体的声音互动使思维集中，最后达到认知、情绪、行为改善。这种成体系方案的另一大优点在于它不仅可以在线下完成，还可以制作成音频内容在网络中传播、被听者便捷地取用，效率得以提高。由于音乐与认知引导的紧密结合特性，团队中需要具备音乐创作才能的成员和认知治疗方面的专家，以及两者之间的沟通配合。如此，"量身定制"的音频内容才能呈现良好的叠加疗愈效果。

本书下篇"实践与运用"中的《考试锦囊：正念应考 自信面对》《心灵成长冥想：增加自信与自我效能》《心灵成长冥想：提升勇气与自我价值》等耳界音乐冥想专辑便是依据音乐认知疗法的第二类模式设计创作的。

如今国外已有不少将音乐与认知行为疗法结合的有益尝试，相关研究证实了音乐认知疗法的可行性，并给出了具体的方案计划。特里默等对一个基于为期九周的认知行为疗法的音乐（CBT-Music）小组团体治疗方案展开了研究，希望开发一种有助于社区心理健康建设的团体辅导计划。[1] 他们另一个报告证实了创新低强度的 CBT-Music 小组对缓解焦虑抑郁症状的可行性。[2] 乌格瓦尼等发现认知行为疗法和音乐的结合可以有效减少学生的物理考试焦虑。[3] 埃根提等针对社交焦虑展开的研究中所涉及的活动包括带有音乐插曲的认知疗法相关定期谈话、音乐放松、音乐

[1] Trimmer C, Tyo R, Naeem F. Cognitive Behavioural Therapy-Based Music (CBT-Music) Group for Symptoms of Anxiety and Depression[J]. Canadian Journal of Community Mental Health, 2016, 35(2): 83-87.

[2] Trimmer C, Tyo R ,Pikard J, et al. Low-Intensity Cognitive Behavioural Therapy-Based Music Group (CBT-Music) for the Treatment of Symptoms of Anxiety and Depression: A Feasibility Study[J]. Behavioural and Cognitive Psychotherapy, 2017, 46(2): 168-181.

[3] S C U, O M E, N C O, et al. Effect of cognitive-behavioral therapy with music therapy in reducing physics test anxiety among students as measured by generalized test anxiety scale[J]. Medicine, 2020, 99(17): e16406.

呼吸训练等。[①] 希利亚德在音乐疗法的部分引入了多种音乐活动方式，包括写歌、唱歌、打鼓、歌词分析讨论、音乐游戏，以及音乐放松、音乐想象、呼吸训练等。[②] 西杜莫朗等则使用了被动音乐疗法和主动音乐疗法结合认知治疗的两类不同方案，参与者在两种方案里的音乐活动有所不同，该研究还得出了主动音乐疗法效果更佳的结论。[③]

关于在音乐冥想中加入认知干预其作用原理及音

---

① T N E, O M E, N E N, et al. Randomized controlled evaluation of the effect of music therapy with cognitive-behavioral therapy on social anxiety symptoms.[J]. Medicine, 2019, 98(32): e16495.

② E R H. The Use of Cognitive-Behavioral Music Therapy in the Treatment of Women with Eating Disorders[J]. Music Therapy Perspectives, 2001, 19(2): 109-113.

③ Biondi D D S, Mulawarman M, Eddy M W. （转下页）

乐、认知治疗成分在其中的作用，不同研究者亦提出了各自的观点。芬奇等认为音乐聆听的增加可以改善CBT的治疗环境。[1] 马赫在研究中提到音乐的作用，认为"音乐提供了一个安全的空间，可以在真实的情感和音乐表达的情感之间保持距离"，指出音乐在治疗师和来访者之间起到有效的缓冲作用，使得来访者可以接受更加困难的认知行为治疗。[2] 卢茨等分析音乐认知疗法的原理，认为"音乐疗法可能是认知功能

（接上页）Counseling with Passive vs Active Music Therapy to Reduce Millennials Academic Anxiety[J]. International Journal of Psychology and Educational Studies，2018，5(3)：51-62.

[1] Katherine F，A D M. Imagery-Based Interventions for Music Performance Anxiety: An Integrative Review[J]. Medical problems of performing artists，2016，31(4)：222-231.

[2] Maher, Andrew，"Examining CBT with Music as an Early Psychosis Intervention: A Critical Review of the Literature" (2022). Expressive Therapies Capstone Theses. 660.

强化的有益延伸"，通过音乐表达情感有助于在后续的认知行为治疗中将情感用语言表达出来；听音乐也可能导致深度放松，可以调节被试儿童的身心过度唤醒和应激状态。[①] 西尔弗曼等的研究也表明了音乐认知疗法中认知和音乐疗法部分的各司其职，他们将其描述为认知治疗通过增加动机和自我效能感来缓解疲劳，音乐治疗通过促进放松和休息状态缓解疲劳。[②]

　　我国也有不少医学背景的研究者将音乐结合认知行为治疗对各种存在身心问题的被试者的干预效果

---

① Lutz G，Thomas E. A randomized controlled trial of multimodal music therapy for children with anxiety disorders[J]. Journal of music therapy，2012，49(4)：395–413.

② Fredenburg A H，Silverman J M. Effects of cognitive-behavioral music therapy on fatigue in patients in a blood and marrow transplantation unit: A mixed-method pilot study[J]. The Arts in Psychotherapy，2014，41(5)：433–444.

展开实验研究。相比国外多将这种联合疗法用于抑郁焦虑情况干预的现状，国内也在失眠，皮肤病患者，脑卒中、阿尔茨海默病等认知障碍患者，肿瘤、骨科等术后康复领域中作了探索尝试，并得到可喜的肯定结论。

耳界音乐专辑中的《考试锦囊：正念应考 自信面对》《心灵成长冥想：增加自信与自我效能》《心灵成长冥想：提升勇气与自我价值》等专辑是基于音乐冥想与音乐认知疗法的理论原理并结合 3D 数字音频技术创造的 3D 数字音乐疗法，将认知行为疗法与音乐疗愈结合，是一种将 3D 音乐聆听与认知行为疗法相结合的放松方式。在本书的下篇我们将这几个专辑的文字内容即认知改变的冥想引导语呈现给读者们，邀请大家体验数字音乐在情景冥想技术的运用基础上加入认知行为治疗中的理性情绪疗法内容，该类型引导语旨在从认知出发、调整听者原有的不合理信念，配合音效、音乐，从理性与感性双层面进行放松与脱敏引导，其中引导语成分、即理性部分的作用尤为重要。主要步骤为：由语言引导认知重塑，双耳方位增加空间感与沉浸感，聆听者与声音互动使思维集中，最后达到认知、情绪、行为改善。

以专辑《考试锦囊：正念应考 自信面对》中《一次考试会影响你的未来吗？》为例（🎧示例音频6）。

语言方面，引导语内容中既包括与冥想有关的情境描述成分，如"想象自己现在正躺在温暖阳光照耀下的青青草地上""不去评判，停留在此刻，感受它们、认识它们"，也包含理性情绪疗法的认知调整成分。该疗法认为，人们产生痛苦的原因不是生活事件本身，而是对事件的不当看法即不合理信念。如本条音频中，引导语针对考生可能出现的"如果现在就一败涂地，那么我就不可能有好的前程"等绝对化、过分概括、糟糕至极的不合理信念，提出如下认知调整的语句："这些如果都只是你的假设，结果也是你遐想中的结果。即将到来的考试成绩不仅取决于你平时的努力，也与你充分的考前准备息息相关，当下的你需要稳定的情绪、全神的专注、高效的投入，这才是你能够考出好成绩的可靠支撑。"两种技术在引导语中交替出现，参与者在获得冥想体验的同时接受了改变不合理信念的引导，在想象中舒适放松的安全环境里提升自身认知、改善焦虑状况。

音效与音乐设计上，该类型的声音设计贴合想象情景进行，如本条声音就引入鸟鸣声、蝉鸣声等与"青青草地"情境呼应的声效，便于引导想象。音乐上选择有温暖感的音色与和声以配合"温暖阳光"的概念，旋律在重复中略作变化，使听众在期待中产生满足感。声音设计与引导语一起形成了一个全面的针对焦虑的"音乐认知治疗处方"。

第三节　数字音乐内容的创作制作

数字音乐冥想训练中采用的疗愈性功能音乐，在音高旋律、响度变化、音色、节奏速度、曲式结构与体裁方面通常具备以下通用原则：

冥想过程中使用的音乐通常不做过多发展与推进。避免类似浪漫主义时期的带有明显情绪渲染性的旋律与和声，也与通常音乐创作时常用的动机发展原则背道而驰，须避免音乐中的张力与紧张感的产生，引起冥想者的兴奋或其他情绪。

遵从基于自然泛音列的调式、和声、旋律进行，不宜做多调性、无调性音乐，旋律避免过多音高跳进而造成无序感，旋律线条较为和缓。有时，出于特别的目的，如助眠或者作为环境背景时，甚至会采用去旋律化处理。

用于冥想的数字音乐多轻柔，其响度控制在一定的分贝幅度之内，且音强变化少、力求音量的平稳，多渐进式变化而少突变。

音色方面，避免选择如失真电吉他等此类效果较为强烈的音色，以免不当地吸引冥想者的注意力、使其产生过分激烈的情绪波动而干扰冥想。音色选择上，以类似钢琴、弦乐、木管等柔和的音色为佳[1]，具有长延音共鸣特性的颂钵等强共振类乐器亦十分适于冥想[2]。以数字化方式来模拟和再调制这些音色，以适应于不同的功能需要。

节奏律动感弱、速度缓慢但节律稳定的音乐更能使冥想者产生安全感，避免选择打击乐存在感过高、鼓点过于明显的音乐，此类音乐更易使冥想者的情绪

---

[1] Jakusho Kwong-roshi, Laury Rappaport. Mindfulness and the Arts Therapies-Theory and Practice[M]. Jessica Kingsley Publishers，2014：119.

[2] 陈盈盈. 综合类高校音乐干预大学生情绪调控的实例研究 [D]. 长江大学，2022.

被唤起而达到一个相对兴奋的状态，与达成平静的目标背道而驰。

乐句之间需考虑较为匀速的呼吸感，在结构上，也须保持乐句与乐句间的对称性和稳定感。同时，需重视音乐的重复与变化的辩证统一关系。因为，音乐的反复能够满足冥想参与者对音乐的熟悉程度的提升，激活大脑的内侧前额叶的皮质，产生一种特别愉悦的反应程度。从而增加其心理层面的满足感，使冥想效果加倍。但过度的重复又容易导致信息的冗余与疲劳。因此，根据不同的作用与功能需要，来设计重复与变化之间的比例关系是很有必要的。

在风格体裁上，通常是没有歌词的纯音乐，且以接近轻音乐的风格为主。这也是为了避免过分吸引冥想者的注意：含有不恰当歌词的音乐不仅会不当吸引注意力，而且可能与正念冥想的引导语之间存在"打架"、冲突的隐患。

空间感方面，音乐在空间中需要符合 3D 数字音乐冥想的功能需求。音乐在具备一定三维空间感的情况下，更适于聆听者的个人化耳机听觉体验，能创造出一种听觉的三维空间虚拟场景，模拟产生一个"现实"的情境听觉，使声源按照物理定律来运动，有加强或激活大脑情感区域感受的可能性。

总之，此类用于冥想的 3D 数字音乐曲调整体应柔和和缓、各音乐要素稳定较少变化，在避免过分吸引冥想参与者注意的同时，能够给予其松弛、安全感和满足感，促使他们在冥想训练过程中产生积极的身心体验。[1]

除了音乐部分，采集 3D 自然环境原声作为效果音，也有促进冥想的作用。雷切尔·康普兰和斯蒂芬·康普兰共同提出的"注意力恢复理论"认为个人注意力集中的能力随着集中注意力的时间延长而逐步减弱，随后将会产生注意力集中的困难、情绪易于激动，对从事需要集中注意力的工作易出现错误。[2] 自然环境所具有的迷人魅力不需要人们专心注视进行观赏，即

[1] 谢金烨, 毛媚, 秦毅. 音乐正念冥想的理论与实践探索 [J]. 音乐探索, 2024(01)：80-88.

[2] Staats H, Hartig T. Alone or with a friend: A social context for psychological restoration and environmental preferences[J]. Journal of Environmental Psychology, 2003, 24(2): 199-211.

自然环境对人们精神疲劳恢复具有明显效果。[1] 聆听这种声音可使冥想者产生身处大自然的认知，促进放松状态产生。

在野外录音时首先要选择适当的环境，注意避开特别嘈杂、人声鼎沸的区域，同时，区域内的风噪要尽量小，确保录音的环境本身没有干扰。通常，自然界中的声景所处的范围较大，声音类型较为单一，且有特征的声音具有一定的随机性，所以在录音时对于录制场地的选择至关重要。

其次，在野外录音时要选择合适的设备。录音设备需要选择方便携带，且灵敏度较高的设备，比如自

---

① Velarde A M，Fry G，Tveit M. Health effects of viewing landscapes – Landscape types in environmental psychology[J]. Urban Forestry Urban Greening，2007，6(4)：199–212.

带麦克风的录音机，或者录音机外接麦克风等。如果需要录制全景声或者 3D 声景内容，需要选择可以录制 Ambisonic 格式或 Binaural 格式的录音机和麦克风。

再次，在野外录音时，需要进行实时的监听，由于大部分的自然环境声音量较弱，所以需要确保在设备噪声足够小的情况下，录制电平足够大，才能录制到尽可能还原的环境声。但是，在环境声景本身就非常明显的情况下，比如录制雨声或者街道声等声音时，录音电平可能会需要适当降低，以防音量过载。另外，标准化的野外录音工作除录音和监听的操作外，会在录音的前后口述或使用文本备注所处环境的声音场景和状态，包括所处环境的主要声音类型、特征声音类型、噪声情况、录音机摆放位置等，方便后期制作的处理。

最后，在后期处理所录制的声音时，需要辨别录音对实际环境音的还原程度，并借助录音时的备注。如发现有过载、失真、噪声过大等音质问题，且使用插件处理后问题仍然存在的情况下，该录音则无法使用。

此外，对于不同类型数字音乐的制作与创作，我们有以下一些建议：

（1）声景内容结合数字音乐

如上文所述，通过音乐音效引导想象是一种常见的心理治疗手段，以声景内容和数字音乐的结合作为切入点，可以加强沉浸式的聆听体验。在进行数字音乐和声景结合的内容创作时，首先需要确定主题和功能性，在既定的范围内，根据两类内容的创作制作原则分别开展数字音乐的创作和声景内容的录制和制作。其次，数字音乐内容和声景内容的结合需在同一主题和功能性下，保持相似的结构和叙事性，甚至是情感的节奏。再者，在音频导出前进行必要的混音，如对频率重合处进行 EQ 调整，以及各音轨之间音量平衡的调整等。

（2）结合冥想引导语的 3D 数字音频内容

基于引导语文字输出的、带有 3D 音效的数字音乐的创作过程包括：第一步，引导语文字撰写、录音，形成契合主题的引导语文字后，请合格的配音员进行文字配音；第二步，3D 音效制作，从引导语文字中选取场景化词和听觉方位词，基于场景化词和听觉方位词制作相应的 3D 音效；第三步，数字音乐创作，根据场景化词和认知干预目的结合疗愈数字音乐的创作原则，创作相应的音乐曲目；第四步，后期合成和混音，首先对人声进行去杂音和修饰处理，然后将 3D 音效添加入引导语的对应时间点，并结合频率、动态、空间的处理，最终获得 3D 数字音乐。

（3）双耳拍频数字音乐内容

双耳拍频技术，学术界称"Binaural Beats"，最早于 1839 年由一位名叫海因里希·威廉·多夫（Heinrich Wilhelm Dove）的普鲁士物理学家和气象学家发现。直到 1973 年，生物物理学家杰拉尔德·奥斯特（Gerald Oster）博士才在名为《大脑的听觉节拍（Auditory Beats in the Brain）》的论文中将双耳拍频带入了主流

（《科学美国人》，1973年）。奥斯特的论文将多夫研究的各个方面整合在一起。他使双耳拍频重新与现代科学问题相关，其中涉及声音如何帮助恢复损伤。奥斯特认为双耳节拍具有研究价值，并可能作为诊断医学工具。在研究方面，他看到了双耳拍频可以解释听觉系统特征的潜力，尤其是我们如何在环境中对声音进行空间定位，以及如何从背景噪声中选择性地挑选出单个声音。

　　具体来说，双耳拍频技术会通过声音进行声学诱导，使脑电波转变到另一种模式，刺激大脑自身产生相应的脑波，从而调节情绪、放松身心。双耳拍频所涉及的神经通路与常规听觉不同，且双耳拍频的聆听会引起特定的神经反应。一般在脑波频率之外通常伴随着舒缓平稳的音乐。

从医学的角度来看，双耳拍频帮助解决诸如注意力不集中、焦虑、失眠、疼痛和记忆力不佳之类的现代疾病，一般会给每段音频进行功能性命名，不同的波段对应不同的脑电波状态，听众可以根据需求选择适合自己的波段聆听。

（4）3D全景声的制作

3D全景声除了由直接拾音得到以外，还可以通过一些手段进行合成和处理得到。要实现Binaural格式的3D全景声音频输出，需将多个点声源进行空间化处理并布置在3D声场中，这需要一些声场重构插件来完成，在这之前需要确认音频工作站是否支持多声道输出。这些声场重构插件的功能基本相似，通常包括声源点在 3D 空间中的定位、空间仿真及导出 Binaural 格式三个方面。常用的 Binaural 音频合成的插件包括 Flux 公司的 IRCAM 工具包中的 SPAT v3、Oculus 公司的 Spatializer 及 Noise Maker 公司的 Ambipan 等。另一种 Ambisonics 技术在进行耳机重放时，需要使用双耳渲染引擎，将 B-format 输出为 Binaural 格式。比如 Noise Maker 公司推出的 AmbiHead 插件，用户在双耳渲染时可以选择添加其自带的 HRTF（Head Related Transfer Function）库中的任意参数，或者是用户自己的 HRTF 参数，来获得更为真实的 Binaural 音频。另外，Noise Maker 公司还为传统单声道或多声道音频设计了一款双耳渲染插件 Binauralizer，顾名思义，它可以将单声道、立体声、环绕声音频转换成 Binaural 格式，同样地，它也可以选择添加其自带的 HRTF 库中的任意参数，或者是用户自己的 HRTF 参数[1]。

① 张化雨 . Binaural 拾音技术及其应用初探 [D]. 上海音乐学院，2018.

第三章　数字音乐冥想的练习方法

第一节　练习前的准备

1. 制定计划

在练习数字音乐冥想时，需要先根据自身的状态选定相应的冥想课程并制定计划。可根据课程安排，在固定的时间每天坚持练习，也可以在每天的晨间、睡前或是休息时，找到自己适合的内容进行练习。发现和自己身心非常贴合的内容时，也可以循环练习3—4次作为加深和巩固，因为持续的练习，效果将事半功倍。

初次进行数字音乐冥想可以先选择时间较短、容易理解的入门练习，仔细阅读课程介绍和使用说明，进行初步的接触。找到练习的状态后，可以在程度上由浅入深，频次上逐步增加，针对想要解决的问题或者寻求进步的方面，进一步地练习。

2. 环境准备

在确定好练习的内容之后，接下来应该选择合适的环境，良好的环境能让你充满熟悉感、安全感、温馨感和平静感。

首先，你所处空间的大小应该适中，太大的空间会让你感到空旷，太小的空间又会使你感到有些压抑。有条件的话，请将所处位置提早通风，让室内的空气保持清新。顺便给窗户留一点缝，让室内的空气保持细细流动的状态。

室内的温度和湿度会对你的睡眠带来直接的影

响，以 23℃—26℃为宜。如果是在睡前进行练习，被窝的温度也非常重要，通常被窝温度在 32℃—34℃时人最容易入睡。如果被窝温度低，那就需要用你的体温把被窝焐热，这样不仅会消耗你身体的能量，而且也会使大脑兴奋，从而推迟入睡时间，或是造成睡眠不深。

同时，室内的光线也很有讲究。如果是在白天，你可以拉上窗帘，避免窗外的强光射入室内，带来干扰性的感官刺激。如果是夜晚，你可以打开床边柜上的灯，灯光不宜太亮，且光色应该是暖色调的，这样就形成一种卧室温馨的氛围，让你能够慢慢地平静，让身心逐渐安宁下来，有利于进入睡眠的准备状态。

另外，你所处的环境应该是安静的，避免环境的噪声打扰到你的冥想练习。如果你是在室内，隔音效果会好一些，能基本隔绝外界传入的噪声；如果是在室外，应尽量远离人群聚集的地方，或者选择戴上隔音较好的耳机进行练习。

如果实在无法找到符合条件的环境也没关系，只要开始练习都会对你有帮助。

3. 自我调整

在白天练习时，需要确保自己在接下来的时间尽可能不会被打扰，暂时放下工作和生活，享受一段没有负担、只属于自己的空闲时间，同时确认一下是否已经将智能手机、平板电脑等电子设备关闭或开启静音模式，这样你不必再留意不断传来的各种信息，而能确保自己专注于当下；在睡前练习时，需要先计划好明天的安排，仔细地思考一下明天要办的事情，并默默地对自己说，明天要办的事我都已经列好了，明天我会去处理的，今天晚上我不必再花时间去思考这些事情了。在做好这些准备后，可以对自己说，现在我可以静心开始练习了。

在睡前练习时，你还可以先洗个热水澡，把水温调到37℃左右，这样的水温能升高体表的温度，温水冲淋大约需要十分钟。医学研究证明，用温水冲淋能使全身的肌肉得到放松，而且经过预热的身体在睡到温度略低一点的被窝里时，这种略微的温差能够促进人体皮肤对被子和床垫接触的相容性，有助于机体快速地进入睡眠状态。

第二节　正式练习与注意事项

在白天练习时，可以使用音质过关的音响设备或戴上耳机，将音量调整到合适的分贝，找一个让自己觉得舒服的姿势，坐下或者躺下，如果你选择坐在椅子上，可选择软硬适中、高度合适的椅子，保证双脚能平放于地面。如果你选择躺下，可在床上或铺着垫子的地板上用舒服的方式平躺，不论保持何种姿势，都请对自己当前的姿态保持觉知。双眼微闭，身体放松，调整好呼吸，跟随音乐和语言的引导开始练习。在睡前练习时，可以先坐在床头，戴上一副音质良好的耳机或使用相应的音响设备，然后或背靠枕头、软垫，或慢慢上床躺下。另外，你还可以试一试穿上一双薄薄的袜子睡觉，因为人脚底的中央有个穴位叫"涌泉"，如果此处受凉也会影响你入眠。

练习冥想时，你应该完整地聆听一节的内容，不能提前退出。在聆听纯音乐或声景内容时，需要至少听 10 分钟才能从中受益。如果把纯音乐或声景内容作为助眠音乐使用时，建议采用单曲循环播放的模式。在聆听过程中睡着了也没关系，只需在聆听前设置定时关闭即可。

在开始练习后，尽量保持身体的静止，把注意力集中到听觉上来，同时跟随引导语打开五感（如果有烛光、精油、香氛作为辅助也是很好的选择）。充分利用你的感官，但不要对你观察到的内容做出评判，保持专注。无论觉察到什么，都不要强行打断你的思绪，也尽量不要因它们而自责。只是静静地观察，让思绪浮现，再慢慢等它们消失，让自己进入一种平静而放松的状态，不用尝试去搜索感受，而是自然地觉知出现的东西。例如在练习过程中，听到外界的一些杂音，或者产生任何的紧张、焦虑的感觉，又或者出现短暂的走神，陷入想法、其他感觉中，都没有关系，仅仅需要观察，尝试全然地接受它们的存在，而不用去评判。

你可以深吸一口气，然后慢慢呼出来，集中注意力去感受你的呼吸，并尽最大可能地将注意力回到听觉上。在关注呼吸时，尽可能深地呼吸，也可尝试采用横膈膜呼吸法，但请将注意力放在感受气息流经身体的感觉上，如鼻孔、胸部或腹部，而不需要去刻意关注呼吸的长短、粗细，或刻意拉长、缩短呼吸的长度等，只需尽量保持觉察与关注。[①] 你可以感受每一次吸气和呼气时是否有不同的感受，保持对当下的敏感、协调。

在每次练习结束时，你可以慢慢张开眼睛，活动一下手指和脚趾，也可以稍微伸展一下身体，让意识回到当下。无论刚才的体验如何，你都应该清楚刚才的体验是对自己有帮助的，身心都沉浸在深沉与悦纳氛围中，你要做的只是自然地流露对这种感受的满足。在这个过程中，所有的体验和感受，都会清楚地记在你的心里，你的身体得到了重构，进入了一个崭新的状态，注入了新的元气，你的亚健康状态已经在悄悄

---

① 崔东红，蒋春雷主编. 冥想：科学基础与应用 [M]. 上海：上海科学技术出版社，2021：111.

地得到改善。如果有一天你感到焦虑、烦躁，无法入睡，或者觉得无法面对和接纳当下的糟糕情境时，你都可以再次练习这一节的课程，因为，此刻只是变化的开端，随着不断深入和持续的练习，你的内在能量将会慢慢复苏、生长，变得绚烂多彩。

值得注意的是：在最初的冥想练习中，走神或脑海中浮现各种思绪都是正常的，此时不需着急与自责，只需做一次深呼吸，将注意力慢慢拉回至听觉等感官的觉察上即可。随着训练深入，我们会对每次练习中突然侵入的念头产生更为敏锐的觉知，并慢慢学会与这些念头共存[1]。觉知呼吸时，保持自然的呼吸状态就

---

① 崔东红，蒋春雷主编. 冥想：科学基础与应用 [M]. 上海：上海科学技术出版社，2021：120-121.

可以，不需要刻意加重自己的呼吸，自然的呼吸即是正确的呼吸。

在练习非助眠功能的冥想时，需要确保自己是清醒的，而不是昏昏沉沉或者打瞌睡的状态。此时选择合适姿态的原则是舒适，并能使自己保持清醒的觉知。数字音乐正念冥想也不适宜严重精神病性障碍患者聆听，并且不要在开车和操作机器的时候听，如果进入过度放松状态，将会产生不可预知的危险。

本书并不能代替心理治疗或心理咨询，如果你有较明显的情绪问题、睡眠问题等心理困扰，我们还是建议你找一位专业的心理治疗师或精神科医生，为你提供所需要的专业的、个性化的帮助。

第三节　不同人群的使用建议

1. 用于孕产妇的心理护理

在女性的整个生命周期中，孕产阶段是一个对女性身心产生重要影响的特殊阶段，处于这个特殊生理阶段的女性会发觉自己的情绪变化剧烈，容易出现紧张、焦虑，甚至情绪低落等情绪。年轻的准妈妈们可能会产生兴奋与紧张、幸福与担忧等矛盾心理，随着妊娠中、晚期的体型和生理指标的变化，不少女性会感觉身体舒适度下降。比如，由于胎儿长大压迫胃部容易产生胃部反酸，或是呼吸不够顺畅，又或是腰部承重过大导致腰酸背疼、全身无力、不愿活动，以及越是临近预产期生理不适伴随心理恐惧、不安的感受。而在产后，由于生产时身体的极度疲劳及照顾初生宝宝的身心消耗、夫妻亲密关系的转变，不少新妈妈会出现产后抑郁的心理现象，比如感受到委屈、易流泪、情绪低落、对自己没信心或是易发脾气、情绪暴躁，甚至可能由于新生儿的作息不规律导致新妈妈持续失眠、头疼，产生无价值感、愧疚等。

与音乐干预相关的研究表明，音乐聆听和音乐冥想训练不论是对于孕期准妈妈保持平和积极心态、建立生产的自信心，还是对于产妇在分娩过程中调节呼吸节奏、减少分娩过程紧张感，以及产后舒缓焦虑情绪、改善睡眠状况均有显著作用。比如叶海慧等研究者发现胎教音乐能使孕妇产生平静、放松的情绪反应，伴随着情绪活动发生一系列的生理变化，胎儿胎盘循环阻力下降，灌注胎盘的血液量增加，这样的血液动力学改变有利于增加对胎儿的营养物质和氧气供应。[1]

在另一些研究中，通过接受式的音乐治疗（音乐聆听）后，试验组保胎孕妇的焦虑明显减轻（ P < 0.001 ），心率、呼吸、收缩压、舒张压及胎心率有明显降低（ P < 0.001 ），而对照组则差异无统计学意义(P > 0.05)。[2]有研究者克拉克、麦科克尔和威廉姆斯使用音乐放松技术减少产妇在分娩过程中的紧张，并在临床应用中证明了音乐的有效性。[3] 国内多项研究也发现多种形式的音乐治疗方法在产妇分娩过程中均能达到减轻疼

① 叶海慧，周美琴，陈元.胎教音乐对孕妇和胎儿的影响 [J].中国妇幼保健，2005(03)：34-36.

② 韶红，罗选红，谢晓花，等.音乐治疗对保胎孕妇心率呼吸血压胎心率及焦虑的影响 [J].护理学报，2007，(04)：52-53.

③ 高天，接受式音乐治疗方法，中国轻工业出版社，2022：169.

痛和缓解情绪紧张的作用。[①] 由此可见，使用音乐干预的方法不论是对孕期女性还是生产过程，乃至胎儿发育均有益处。

本书下篇提供的耳界音乐专辑"3D 音乐情景冥想系列"中的减压音乐和助眠音乐（🎧 示例音频 7），都设计了以呼吸训练引导进入自然声景，采用呼吸疗法，能有效减少去甲肾上腺素和皮质醇等压力激素的产生，增加褪黑素释放，改善疲惫、焦虑、失眠、烦躁等情绪问题。比如，方形呼吸的引导语引导大家将呼吸想象成正方形，吸气、屏气、呼气、屏气的过程就如正方形的四条边，引导语跟随音乐、音效在每一

---

① 高天，接受式音乐治疗方法，中国轻工业出版社，2022：175.

流程停留三拍，在引导语的带领下，参与者的呼吸会形成规律的节奏，并逐渐与音乐同频，当呼吸逐渐与音乐同频时，参与者能够慢慢体会到平静。准妈妈们在孕期坚持呼吸训练有助于建立快速放松的方法，并将这种方法带入自己的生产过程，在生产过程中重复这种呼吸方法有利于减少分娩疼痛感。产后，可以继续在聆听冥想音乐的基础上，增加耳界音乐专辑中有关提升自信心与增加自我效能的认知音乐，来改善产后抑郁中可能会产生的不合理认知，比如担心自己没能力照顾好新生宝宝、对自己后续返回工作岗位的担忧等。

2. 青少年解压赋能

青少年时期的学生常常精力充沛、思维活跃，一方面他们对生活充满热情、对新事物充满好奇心，另一方面也容易受到环境变化的影响变得敏感、情绪不稳定，他们对自己的关注较多，常常在意他人的评价，情绪的两极性表现比较突出。伴随着青少年的大脑机能持续增强，社会活动日渐增多，认知能力也得到了长足的发展，他们常常产生新的想法和观点，提出自己的独到见解，也更多地开始思考人生的意义和价值。有时，他们会对生活与学业感到苦恼、迷茫与不安，在独立和成熟之间徘徊；他们常常对压力有高度的敏感性，尤其是在面对升学和考试时，可能会一时感到不太适应，导致认知上的要求与应对能力之间的不平衡，从而引起身心紧张。

考试成绩是评价一个学生学业水平的重要指标，

考试压力成为了青少年阶段重要的压力来源之一。耳界音乐专辑《考试锦囊：正念应考 自信面对》就是为受到考试压力困扰的青少年量身定制的。这一专辑采用认知行为疗法技术与音乐干预相结合的音乐认知疗法，使用情绪疗法的内容，旨在从认知出发、调整听者原有的不合理信念，配合音效、音乐，从理性与感性双层面进行放松与脱敏引导，其中引导语成分、即理性部分的作用尤为重要。

以《转化考前的恐惧和担心》为例，引导语主要以情境描述与认知调整两部分构成。在情境描述中，"想象自己现在正躺在温暖阳光照耀下的青青草地上"，有对自然环境的想象，以此建构心理现实。青少年的考试压力即内心的痛苦来源于对考试这一事件的不合理信念。因此，在认知调整的过程中，引导语先表达了有考试压力的青少年认知中绝对化的不合理信念："如果现在就一败涂地，那么我就不可能有好的前程"，而后对其进行认知调整："你不知不觉地，从眼下复习备考的阶段，延伸到应对未来的虚拟局面"，"这些如果都只是你的假设，结果也是你遐想中的结果"，"当下的你需要稳定的情绪、全神的专注、高效的投入，这才是你能够考出好成绩的可靠支撑"等语句。这两种技术在音乐冥想过程中交替出现，使青少年在安全、放松的自然环境中改变不合理认知，以达到改善焦虑、减少压力的作用。耳界采用 3D 音乐技术，使音乐具有保持感、延伸感，多为长音、少起伏，使听众内心平静。同时，引入"鸟叫""蝉鸣"

的声效，使听众有身临其境地处于具有放松效果的自然环境中。

除了面临考试压力以外，青少年的自信心训练和自我效能感的提升也尤为重要，青少年时期半成熟半幼稚的心理特点容易让这一群体产生一些认知偏差，耳界音乐专辑中的《心灵成长冥想：提升勇气与自我价值》及《心灵成长冥想：增加自信与自我效能》训练有利于帮助青少年建立更合理的认知，用更积极向上的思维面对压力；"3D音乐情景冥想系列"中的减压音乐和脑波音乐的长期聆听也能帮助青少年建立快速放松、更易入眠的技术，从而提升睡眠质量、提高学习效率；耳界团队研究人员在上海多所中学的实验研究发现，"3D音乐情景冥想"专辑的长期聆听（3

个月以上，每天 10 分钟）对提升青少年的正向情绪、注意力品质具有显著的积极作用，冥想与音乐的结合可以深化青少年对音乐和艺术的体验，兼具一定美育教育作用。

根据青少年的身心特点，青少年在进行正念冥想练习时应关注以下几点：短时高频、易于实施，青少年学业任务重、时间紧而不适宜于长时间静坐练习，须调整练习量以适应其特点，故青少年每天家庭练习时长在 5—15 分钟为宜，形式、内容简练，易于学习和坚持。[①]3D 数字音乐冥想的练习方式较为方便，且优美的音乐有助于吸引青少年的注意力，是合适的训

---

① 崔东红，蒋春雷主编 . 冥想：科学基础与应用 [M]. 上海：上海科学技术出版社，2021：260-263.

练途径。注重趣味性，情景冥想音乐等音乐形式为青少年丰富的想象力提供了释放空间，有助于冥想效果的提升。此外，基于青少年喜欢团体活动的特点，可以以班级为单位进行训练。在家庭练习中，也可采用亲子冥想的方式，即家长和孩子一起参与冥想练习，促使青少年加深对正念状态、正念行为的理解。在团体训练、亲子冥想过程中，保持对青少年的积极倾听、关注呼吸等均是提升练习效果的有效方式。

3. 中青年自我照顾

面对如今快节奏、高强度的生活节奏，中青年们需要应对来自工作、家庭等各方面压力。比如，工作环境高度竞争、人员更替带来的失落感、感情投向和价值取舍、对未来的不确定感及长期紧张导致的倦怠感和疲劳感等。这些来自现实中具体的细节容易带给人们极端的情绪体验，一旦心理调节机制失衡，容易使人产生焦虑、抑郁等情绪。

都市白领们在身处钢筋水泥构造的城市、面对鳞次栉比的写字楼时会有一种压抑感，这种物理空间的确会带来相应的心理感受。有时，人们暂时无法改变物理现实，如想去海岛度假，但身不由己。心理学认为，心理现实的构建可以帮助人们体验到与物理现实改变相似的情绪效果。比如，通过每天的音乐冥想进行阳光下的海边沙滩，或是繁花似锦的春季花园的想象训练，让自己即便是在拥挤的地铁上也能体验心在大自然中的放松感。

耳界音乐专辑"3D 音乐情景冥想系列"是为生

活在钢筋水泥城市中，快节奏高压力的白领们设计的（🎧示例音频8）。这一专辑中，引导语、音效、音乐三位一体，并运用安全岛技术，为参与者构建特定的安全情境。参与者可以选择自身偏好的自然情境，随时进入花海、溪边、草原、乡村、海洋、森林、湖水、雨林、山顶等冥想场景，专辑有引导语的冥想音乐与纯音乐（自然声景、白噪声）两种类型。

以《3D森林冥想：释放压力 调理身心》为例，引导语从"柔和的光线从森林的空隙处渗透进来，斑驳地洒落在如绿毯般的草地上"的森林情境描述开始，温暖的光线、柔软的草地，给人以舒适、安全的场景感受。当参与者内心的安全感得到满足后，再逐步调动触觉、听觉、嗅觉，通过"一阵微风吹来，轻轻地拂过我的脸庞""鸟儿在枝头欢快地鸣叫""空气中还夹杂着野花的幽香"等语句引导想象实现。最后，更深入地从味觉出发，"来到小溪边，俯身捧起一捧清澈的泉水，让这清凉的溪水滋润我们的面部、再通过口舌深入我们的肺腑"，这样细致、具有现实感的形容，更易使人进入正念冥想的状态，并感受到当下的自己。最后，通过"进入肺腑的这一口清冽的泉水"，引导参与者感受能量的流动，为自己充能。

这张专辑中所有的自然声音都是从真实大自然中录制采集来的，保留了原本自然声音的纯粹与真实感，并将音效与引导语紧密配合，不论是微风还是溪水，抑或是森林中的鸟鸣，都在引导语出现处与之搭配，使参与者更有实感、更身临其境。每个场景进入前先进行呼吸训练，帮助听众们建立舒适的呼吸节奏，并学习和建立腹式呼吸的方法。腹式呼吸易调节人体的自主神经功能、缓解紧张和焦虑情绪，降低肌体的应激反应，改善生理、心理各项指标，已被广泛应用于治疗临床部分身心疾病与现代社会压力的自我调节中。

除此以外，耳界音乐专辑中的《心灵成长冥想：提升勇气与自我价值》及《心灵成长冥想：增加自信与自我效能》训练也同样有利于处于困顿中的都市白领，让你感觉自己需要更多勇气去面对难题或让自己更有能量，也可以尝试用音乐认知疗法进行自助式赋能。

4. 年长群体暖心陪伴

随着国内老龄化进程的推进，年长群体的身心健康也进一步受到关注。近年来，随着各领域发展，对老年人身心健康问题产生原因、解决途径的研究也在逐渐增加和深入。由年龄增长而带来的丧失感是老年阶段最核心的心理挑战之一，子女的离家和从原本重要工作岗位的退休，易让年长者产生孤独感和对自我价值的怀疑，且年长群体的身体素质和生理机能都有所下降，一些病痛的产生会让他们的内心变得消极悲观，这些生理和心理的变化容易诱发睡眠障碍和情绪问题。

定期的冥想练习有助于躯体、精神与情感的健康，方坦－萨拉戈萨等的回顾性分析认为，年长者参与正念及冥想训练有助于提高其注意力，减缓由注意力下降导致的认知减退、大脑中重要部分的萎缩，同时激活快乐、精力充沛和热情地参与生活相关的大脑回路。[1] 有研究还表明，定期的冥想可以改变大脑生理结构，缩小与处理负面情绪（如压力、焦虑等）相关的杏仁核区域。年长者在进行冥想练习时，适当地伸展肢体有助于缓解肌肉与关节的紧张，同时也会提高多巴胺的释放。[2]

研究表明，中国 60 岁以上人群睡眠障碍患病严重，应引起公众的普遍重视。[3] 睡眠质量与年长者的

---

① 崔东红，蒋春雷主编. 冥想：科学基础与应用 [M]. 上海：上海科学技术出版社，2021：265.

② 崔东红，蒋春雷主编. 冥想：科学基础与应用 [M]. 上海：上海科学技术出版社，2021：272-273.

③ 刘芸，董永海，李晓云，等. 中国 60 岁以上老年人睡眠障碍患病率的 Meta 分析 [J]. 现代预防医学，2014，41(08)：1442-1445+1449.

心理健康水平、身体状况等密切相关，[①] 要提高其睡眠质量、生活质量，需要多方面努力。优质的睡眠能够使人拥有充沛的精力、稳定的情绪，促进肌体的修复，对年长者提高生活质量的作用不言而喻。

耳界音乐专辑"3D 音乐情景冥想系列"中助眠音乐和脑波音乐（🎧示例音频 9），具有独特的减压放松效果，脑波音乐使用双耳拍频技术进行声学诱导，使脑电波转变到另一种模式，刺激大脑自身产生相应的脑波，从而调节情绪、放松身心。该专辑中包含 Alpha、Theta、Delta 三种脑波音乐，其中 Alpha 波（8 ~ 12Hz），被公认有放松专注、缓解压力、积极

---

① 刘连启，王汝展，刘贤臣，等. 老年人睡眠质量及其相关因素研究 [J]. 中国老年学杂志，2002，(06)：437–440.

思考、高效学习、自如地参与活动和融入环境的功能。Theta 波和 Delta 波一般用于入睡和深度睡眠时使用。

同时，面对孤独感和自我价值的缺失感，也可使用耳界音乐专辑中《心灵成长冥想：增加自信与自我效能》训练进行音乐认知调整，帮助年长群体重新审视自己的人生价值和人生意义，从而改善自己的情绪状态。有时，音乐能让年长群体进入自己的生命回忆之中，"沉醉于对往事的回忆是每一个老年人的重要心理需要，音乐回忆对老年病人是一种非常有效的心理支持方法"[①]。对于受困于身体疾病的年长群体，美国天普大学音乐治疗学教授迪丽尔曾说过"音乐能

---

① 高天，接受式音乐治疗方法，中国轻工业出版社，2022：152.

进入到身体任何健康的部分，音乐代表着生命力"，希望音乐带来的安全感能驱散孤独，成为年长群体的温暖陪伴者。

以上，根据不同人群，对本书提到的 3D 数字音乐冥想的内容进行了简要匹配，耳界音乐专辑种类繁多，未能叙述详尽，其针对不同类型、不同喜好的人群均有极具特色的设计。其音乐专辑将音乐、音效与冥想相结合，运用 3D 数字音乐技术，给听众带来更好的感受和体验。

下篇
数字音乐冥想
引导语摘录

第四章　考试锦囊：正念应考 自信面对

第一节　转化考前的恐惧和担心

在这一节中，

我们将帮助你学会停止或

改变备考阶段产生的不合理想法，

理性面对成绩与未来人生的关系。

现在，

你可以舒服地坐着，

闭上眼睛，

并确保自己在接下来的时间中不会被打扰，

我会和你一起尝试应对。

保持均匀的呼吸。

想象着，

你正躺在一片温暖阳光照耀下的青青草地上。

用你的视觉想象力和听觉想象力，

看一看天空中朵朵白云的样子，

听上一会周围存在的所有声音。

此刻，

你在想什么？

或许你会问自己，

结局是失败的吗，

未来也是迷茫的吗？

每当考试即将来临，

这个想法，

总会让你打起寒战感到害怕。

你把这场考试结果的影响放得很大，

感到自己正面对一场生死博弈，

一次人生的转折。

进而，

你又推演出了许多假设，

都是以"如果怎么样，那么就会怎么样"的形式呈现。

如果我这次考试成绩不好，

那么我会满盘皆输。

如果现在就一败涂地，

那么我就不可能有好的前程……

这些思绪把你引入了，

从一次考试成绩到人生前途的演绎。

你不知不觉地从眼下复习迎考的状态，

引申到了应对虚拟未来的艰难局面。

你可以尽可能详细地描绘出这些思绪的细节。

你是否开始分心，

感到沮丧，

甚至为自己可怜的将来感到悲哀。

这些细节的出现并不代表什么，

只是静静地观察它们，

就像你观察天空中的白云随风飘走那样。

停留在此刻，

感受它们，认识它们。

这些"如果"都只是你的假设，

结果也是你想象中的结果。

即将到来的考试成绩不仅取决于你平时的努力，

也与你充分的考前准备息息相关。

当下的你需要稳定的情绪，

全神的关注，

高效的投入，

这才是你能够考出好成绩的可靠支撑。

当你被一些负性的假设所干扰，

你的状态只会变得很糟糕，

也难以在考试中尽情发挥，

良好的成绩也就会与你远离。

现在，

再用上几秒钟，

容许自己静静地坐在这里，

当你再次产生这样的想法时，

你都可以尝试回到这里。

保持均匀而舒畅的呼吸，

并在一呼一吸间，

让这些思绪随着呼气飘然远去。

当你准备好的时候，

让我们结束这段体验。

你可以跟随着音乐，

慢慢把意识拉回到当下，

等到你觉得舒服的时候，

活动一下手指和脚趾，

稍微伸展一下身体，

或许可以尝试把这一篇中所获得的体会记录下来。

也欢迎你时常回来，反复聆听与训练，

并把它们延伸到你的日常生活中，

灵活地运用。

我们下次再会。

第二节 从过去的失败中复原

在这一节中，

我们将帮助你从过去的失败中恢复，

以平稳的情绪，

饱满的信心来面对即将到来的考试。

今天，

又将有一门考试，

心中泛起一阵忐忑。

有一个想法不假思索地冒了出来：

"上次没有考好，这次又会失败的"。

当你被这个想法猛烈地冲击的时候，

你或许会感到沉重，

似乎已经感受到了失败来临的痛苦。

上次确实是没有考好，

知识没有掌握好，

临场发挥也有问题等。

许多不确定的想法也徐徐涌出，

上次没有考好，

那么这次会怎样？

这次考试的临场发挥会如何？

现在，

请你舒服地坐下，

闭上眼睛，

并确保自己在接下来的时间中不会被打扰，

我会和你一起尝试应对。

想象着，

你正坐在窗户前，

观察窗外的一棵树，

一阵风吹来，

树叶窸窣作响，

一些树叶缓缓飘落。

此刻，

你正在想什么？

想起过去的失败，

现在的你可能会感到心中没底，

认为这次考试自己很有可能会再度失败。

或许，

你对这次考试过程有点茫然，

让你对自己做出的努力产生怀疑，

并把过去失败的体验带到现在，

造成对当下的全力以赴缺乏勇气和动力。

不要对你观察到的内容做出评判。

无论是什么，

不要强行阻断你的思绪。

仅仅是感受它们，

然后试着用你的视觉和触觉想象力，

想象你把这些思绪记录在那一片片树叶上。

当你落下最后一笔，

随着微风，

树叶飘落向着远方。

新的树叶会再发芽，成长。

上次你没有考好，

造成这个结果的因素很多，

无论是什么，

这些都已经过去。

此刻，

你又要投入一门新的考试，

这次考试的内容，

你所付出的努力，

你的临场发挥都将是在一个新的时间和空间中发生。

今天的考试并非上一次考试的重复和再现，

今天你的状态也不是上一次状态的延续。

盲目地将上一次没有考好的结果

看成为往后一直会发生的必然现象，

同时又把对上次没有考好的情绪反应

带到了今天临考前的状态中，

使你给这场即将到来的考试，

蒙上了会失败的消极预感。

再一次，

注意一下自己的呼吸，

现在的你，

需要淡定，

排除以往负面经历及情绪反应对当下的影响。

今天你就好好地发挥，

全力以赴，

这是你取得成功的姿态。

如果你能认同这样的想法，

你的应试情况就会随着这样的临在想法

朝着成功的方向推进。

现在，

再用上几秒钟，

容许自己静静地坐在这里，

当你再次产生这样的想法时，

你都可以尝试回到这里。

当你准备好的时候，

让我们结束这段体验。

你可以跟随着音乐，

慢慢把意识拉回到当下，

等到你觉得舒服的时候，

活动一下手指和脚趾，

稍微伸展一下身体，

或许可以尝试把这一篇中所获得的体会记录下来。

也欢迎你时常回来，

反复聆听与训练，

并把它们延伸到你的日常生活中，

灵活地运用。

第三节 应对可能出现的自我损伤

在这一节中，

我们将帮助你调整临场考试时

出现的带有自我损伤的想法，

放下固执的心态，

平静坦然地以一颗活在当下的心面对考试。

当你即将上场考试时，

常有一个想法会隐隐约约地在影响着你，

使你变得有点气馁，

这就是"我失败了别人会笑话我"。

当这个想法出现时，

你的眼前会呈现出一些画面。

你边叹息边看着低分的考卷，

老师对你的成绩表露出遗憾，

同学知道了你的这次考分也都显得有点诧异……

没有人在笑话你，

而你的感受正是在被别人笑话。

现在，请你舒服地坐下，

闭上眼睛，

并确保自己在接下来的时间中不会被打扰，

我会和你一起尝试应对。

想象着，你舒服地坐在图书馆里，

看一本书，不同于以往的书，

当你翻开时，

发现书页都是空白的，

似乎在等待你去完成它，

写下你的故事。

此时，

你可以关注一下你的感受，

尽可能地描绘出情感，

并调动你的五感知觉，

在空白的书页上刻画出这些场景的画面或者文字。

你在接受着失败的痛苦和所谓的别人的嘲笑时，

你感到沉闷、沮丧，

无奈又软弱。

当你以这样的心态和姿态再走向考场，

会发生什么？

眼前的负性感受对你来说或许是真的，

而引发这些感受的来源却不是。

这场考试开始考了吗？

所谓的失败的成绩公开了吗？

你的同学和老师真的在笑话你吗？

当你正在被这些思绪所困扰时，

你的身心状态如何？

邀请你，

充分利用你的感官，

不要对你观察到的内容做出评判，

保持专注。

无论是什么，

不要强行打断你的思绪。

只是静静地看着思想出现，

随着你最后一笔描绘结束，

手上的书本翻页，

看着它们慢慢地消失。

如果你能够明白这些道理，

你就应该做一些想法方面的调整。

你必须清晰地关注现实的、当下的你。

切断以往负面事件对当前的影响，

也不要急匆匆地活到了将来，

将来的情况只有来到了今天，

来到了当下，

你才能真正地去面对。

不要随意地对没有发生的、将来的事情，

做带有定论性的预估，

也不要对还没有发生的、将来的事情，

做出毫无根据的反应。

当你确实活在当下的时候，

这些想法也就会自然而然地离你而去。

此刻的你会感到简单、实在、平静、坦然。

你不会被自己编造的将来的糟糕故事所扰乱，

也不会被还没发生，

或者根本没发生的事情所击倒。

现在，

再用上几秒钟，

容许自己静静地坐在这里，

并把这本书的形象放在你的心中，

当你再感到困难的时刻，

你随时可以回到这里。

当你准备好的时候，

让我们结束这段体验。

你可以跟随着音乐，

慢慢把意识拉回到当下，

等到你觉得舒服的时候，

活动一下手指和脚趾，

稍微伸展一下身体，

或许可以尝试把这一篇中所获得的体会记录下来。

也欢迎你时常回来，

反复聆听与训练，

并把它们延伸到你的日常生活中，

灵活地运用。

第四节　远离未知的陷阱

在这一节中，

我们将帮助你调整临考前

无端的焦虑与紧张情绪，

全心全意投入考试中。

今天你有一场考试。

当你走向学校或走进教室时，

你便出现了紧张和不安。

不知怎的冒出了一个念头"这次我会考不好"，

瞬间，你被这个念头引出了低落的情绪，

打击了你对这次考试的信心。

你可能会感到额头上微微出汗，

胸前有点心悸，

呼吸显得局促，

肌肉也有点绷紧，

你的身心状态一下子变得很畏缩。

进而，你会又一次地认为，

自己这种状态怎么能成功地应对这场考试，

"这次我会考不好"的想法似乎被再一次确认，

似乎失败已经是注定的结果。

现在，

请你舒服地坐下，

闭上眼睛，

并确保自己在接下来的时间中不会被打扰，

我会和你一起尝试应对。

想象着，

你正来到一汪湖水边，

倾听周围的一切，

岸边的树木，

以及潺潺的水流声。

接下来，你可以试着观察，

任何在你脑海中出现的思想，

以及相关的情绪。

"这次我会考不好"的想法是谁下的定论呢？

是你自己还是来自于别人？

当你还没有开始进入考试之前，

就已经断定自己"这次会考不好"吗？

这是你在预测考试可能出现的结果呢，

还是你在害怕考试会出现不好的结果？

实际上，

这仅仅是你脑海中流露出来的一个负性想法。

这个想法正在打乱你一心投入考试的阵脚，

让你心神不宁，思绪涣散，

情绪紧张，体感不适。

需要明白的是，

如果在这种状态下投入考试，

你就很难做到注意力集中，

镇静地去思考和答题，

于是很有可能真的引出考不好的后果。

现在，调整一下自己的呼吸，

稍加振作，尝试一下，

把这些思绪看作是一滴滴水珠，

思绪越来越多，

水珠聚集变成水流，

流进了你面前的湖泊，

渐渐地消失在你的面前。

感受此刻，你告诉自己：

"你做好了考试的准备，尽你所能去应对考试。"

此时的你会很淡定，

没有去预估，而只有当下的投入。

你会发现，

当少了一个"这次我会考不好"的念头时，

你会变得轻松很多，

平静很多，

这样，你在步入考场后的临场发挥会也会自如很多。

现在，

请你把这句：

"我做好了考试的准备，尽我所能去应对考试"，

反复念上几遍，

深深地印在脑中，

让其他的负性杂念随着均匀的呼吸，

慢慢地淡去。

尝试，

再用上几秒钟，

容许自己静静地坐在这里，

当你再次产生这样的想法时，

你都可以回到这里。

当你准备好的时候，

让我们结束这段体验。

你可以跟随着音乐，

慢慢把意识拉回到当下，

等到你觉得舒服的时候，

活动一下手指和脚趾，

稍微伸展一下身体，

或许可以尝试把这一篇中所获得的体会记录下来。

也欢迎你时常回来，

反复聆听与训练，

并把它们延伸到你的日常生活中，

灵活地运用。

第五节　打破无意识的惯性

在这一节中，

你将学会遇到一时做不出的题该如何调整、

如何应对，

帮助你在考试中避免因为纠结和凌乱的思绪，

而影响正常的临场发挥。

想象着考试已经开始，

考场上是一片宁静，

监考老师偶尔在教室中巡视。

每个人都在专心致志地投入考试。

你按照试题的顺序和要求开始思考和应答每一道题。

开始时你做题十分顺利，

心情也比较平稳。

但不久后，

你被一道题卡住了。

此时你心中泛起一阵纠结，

想继续做题却没有清晰的思路，

如果放弃这道题就会失分，

还是再思考一会儿或许能够想得出答题方法？

不知不觉，

凌乱的思绪已经影响了做题的心情。

过了好一阵，

你才决定往下继续做，

但不久又遇到了卡住的试题，

你的思绪也越来越烦乱……

就像这样，

一场考试被几道卡住的试题耽搁了好多时间，

也打乱了完成其他试题的自信心。

然后，考试规定的时间到了，

原本能够做完的其他试题已经来不及完成，

几道被卡住的试题还是空在试卷中。

这种情况的考试失利在考生应试中常有出现，

相信你也遇到过。

那不妨，找一个舒服的地方坐下，

调整一下自己的呼吸，闭上眼睛，

并确保自己在接下来的时间中不会被打扰，

我会帮助你一起尝试如何去应对。

你可以试一试新的思考方式和应对策略。

你应该明白，

考试中完全有可能出现卡住的现象，

并非你完全做不出这道题，

也不是放弃做这道题，

不要被一时想不出的题目扰乱了你的情绪，

也不必在被卡住的试题上浪费过多犹豫的时间。

此时你可以果断地把这道题暂时放下，

继续往下做题。

因为你仍然保持着平静的心态和专注的思考，

所以并不影响对后一道试题的思考及应答。

但是，

不排除后面又会出现卡住的情况，

你的应对方法依然是淡定并暂时放下，

保持积极沉着的做题状态。

当你把整套试卷能够完成的试题都做完以后，

可以再回过头来对被卡住的试题进行重新审题和思考。

或许此时你会豁然开朗，

会有答题的思路，

一时卡住的难题会顺利地解答。

如果你真的被卡住的试题难倒，

无从着手，

你也应该认同你在掌握知识方面所存在的欠缺。

这正是你需要进一步学习和掌握的重要知识点。

在结束考试以后你需要聆听老师对试卷的分析讲解，

不懂的内容一定要向老师求教，

这才是正确的、孜孜不倦的学习精神。

现在，你可以继续尝试以上的练习，

把这个思维调整的过程烂熟于心。

或者，

你可以在音乐的包围下放松自己，

不必担心，

音乐会一直伴随着你。

当你准备好的时候，

让我们结束这段体验。

你可以跟随音乐，

慢慢把意识拉回到当下，

等到你觉得舒服的时候，

活动一下手指和脚趾，

稍微伸展一下身体，

或许可以尝试把这一篇中所获得的体会记录下来。

也欢迎你时常回来，

反复聆听与训练，

并把它们延伸到你的日常生活中，

灵活地运用。

第六节　屏蔽他人的干扰

在这一节中，

我们将从考生的角度出发，

进行考试突发状况的预演，

帮助考生管理情绪，

屏蔽考场上他人的干扰，

保持淡定的心态，

回归自己的答题节奏。

想象着你正在经历一场考试，

考试开始了，

考卷已经放在你的课桌上。

这门考试的题量比较多，

试卷有好几页纸。

你填写好考卷上的相关信息后便开始投入答题。

开始做题时都比较顺利，

知识点都在你掌握的范围之内。

做题的节奏也掌控得很好，

情绪状态也很平稳。

突然，

你听到了有同学在翻纸页的声音，

你不由得警觉了起来，

然后便出现了一个念头：

"他怎么做得比我快"。

你确认了一下自己做题的进度，

第一页试卷还有两道题没有做完。

此时你似乎觉得有点慌乱，又有点分神。

忽然又听到周围有两位同学相继在翻动试卷，

这下，你的想法便多了起来。

"他们做得比我快，是比我优秀吧"，

"我做题的速度太慢了"，

"我能否按时做完这套试题"……

这么多思绪瞬间袭来，

其实已经在影响着你的心态和答题效率。

现在,

请你舒服地坐下,

闭上眼睛,

并确保自己在接下来的时间中不会被打扰,

我会和你一起尝试应对。

此时,

你需要紧急反思,

冒出的这些想法是真实的还是你的猜测?

现在你才做到考卷的第一页,

脑海中却滚动着各种未知的可能性,

让自己有点不知所措,

这是否是一种自我干扰?

现在你不妨尝试进入到一种新的状态，

断开猜的念头，

明白这些内容只是你的猜测，

而不是事实。

正是这些想法在干扰着你正常发挥和应试。

你可以稍稍调节一下你的呼吸，

稳定你的情绪，

把专注力拉回到当下的答题中。

你需要按照自己的节奏，

发挥你所有的努力，

平心静气地保持不分心的状态，

再一次回到你应试的思绪中。

此时，

考场上的各种情况，

考生们的动态都被你的淡定所屏蔽，

你把握好自己答题的质量及速度，

有条不紊地沉浸在完成考题的过程中。

当你达到了这种状态，

考试的最佳结果其实也已经融入在这个过程中了。

现在，

你可以继续尝试以上的练习，

把这个思维调整的过程烂熟于心。

或者，

你可以在音乐的包围下放松自己，

不必担心，

我们的音乐会一直伴随着你。

当你准备好的时候，

让我们结束这段体验。

你可以跟随着音乐，

慢慢把意识拉回到当下，

等到你觉得舒服的时候，

活动一下手指和脚趾，

稍微伸展一下身体，

或许可以尝试把这一篇中所获得的体会记录下来。

也欢迎你时常回来，

反复聆听与训练，

并把它们延伸到你的日常生活中，

灵活地运用。

第七节　控制考试中的应激反应

在这一节中，

我们将从考生的角度出发，

进行考试突发状况预演，

帮助考生在考试中有限的时间内，

应对考试时突然上涌的紧张感导致的大脑空白，

并通过呼吸练习的辅助，

重新回到平静而胸有成竹的状态。

当开始考试的铃声响起，

你坐在自己的座位上翻开考卷打算做题时，

突然涌出一阵极度的紧张，

接着，

你的脑子一片空白。

此时的你会难以投入指向性的思考，

知识的储存库似乎已被封固，

无法从记忆的存盘中提取。

你身体的反应也十分明显，

出现了心悸、心慌、胸闷、气急，

还有全身发热出汗等，

你的注意力也开始涣散。

此时你会集中冒出一个念头："这可怎么办？"

这种状态来得这么猛，

这么无力抗拒而又让你不知所措。

脑海中，时钟的滴答声仿佛就在耳边。

现在，

请你舒服地坐下，闭上眼睛，

并确保自己在接下来的时间中不会被打扰，

我会和你一起尝试应对。

其实，

考试中出现大脑空白是一种急性的应激反应，

如果遇到这种情况，

以下一些方法你可以尝试去做。

你可以，

暂时放下手中的笔，

把视线从考卷中移开，

投向前面同学的背影。

然后缓缓地进行腹式呼吸。

吸气，1, 2, 3, 4。

注意，呼吸一定要平稳，

吸气和呼气都不要过度。

调整一下呼吸有助于你的全身放松。

你可以，

让自己的思绪暂停一下，

不要想着试卷，

也不要被各种杂念牵着走，

例如"考试会来不及"，

或者"这次考试我完了"之类种种负面想法，

不要把眼下的调整看作是在浪费时间，

当下的调整正是你能够继续投入考试的准备。

接着，你可以，

拿出纸巾或者手帕擦一擦自己头面部或手心中的汗，

调整一下自己的坐姿，

微微闭上眼睛，

等待焦虑的极点过去。

如果你调节得当，

应激反应的时间会明显缩短，

你很快就会平静下来。

过了这一阵，

你便会回到正常的应试状态，

重启考试的开关。

此时你会感到有一种新的内动力在注入，

"一片空白"的大脑又能开始正常运作了。

需要明白的是，

应对"一片空白"所花费的时间是有限的，

一般都不会耽误整场考试。

但倘若你在这种应激的紧张面前束手无策，

畏缩放弃，

那么你真的会因这样糟糕的状态使考试功亏一篑。

当你掌握了应激反应的应对方法后，

你应该事先多进行以上的练习，

模拟考场上出现"一片空白"时的应对措施。

即使你真的遇到了这种情况，

你也会运用平时已经掌握的方法来应对突发的状态，

你应对困难时一定会做到胸有成竹。

现在，

你可以继续尝试以上的练习，

或者在音乐的包围下放松自己，

不要担心，

音乐会一直伴随着你。

当你准备好的时候，

让我们结束这段体验。

你可以跟随着音乐，

慢慢把意识拉回到当下，

等到你觉得舒服的时候，

活动一下手指和脚趾，

稍微伸展一下身体，

或许可以尝试把这一篇中所获得的体会记录下来。

也欢迎你时常回来，

反复聆听与训练，

并把它们延伸到你的日常生活中，

灵活地运用。

第八节　放弃"我不放心"，专注当下

在这一节中，

你将学会如何从"我不放心"的自我干扰中走出来，

帮助你在考试中将注意力

充分聚焦在当前的试题上，

避免因分心浪费时间。

想象着你正在考场上，

考试已经开始，

考场上是一片肃静，

紧张的气氛笼罩着整个考场，

考生都在专心致志地做着考卷。

你也已按照试题的顺序开始答题。

一连做了好几道题，

进行得也挺顺利。

此时，

不知怎的你脑子里冒出了一个念头：

"我不放心刚才做完的试题"。

这个想法把你的专注力从手中应答的试题中引开，

思索着："我有点不放心"。

你不放心已完成的试题是否真的做正确了，

你不放心后面是否会出现难倒你的试题，

你不放心按照这样的答题速度，

是否能顺利地做完整套试卷，

你可能还有好多不放心……

这种不放心带来的情绪反应是焦虑，

带来的行为反应是迟滞，

还会伴随着躯体的反应使人感到全身紧张。

因为不放心，

你的注意力会涣散，

效率降低，

速度减慢，

自信心被削弱。

伴随考试的"不放心"，

可能影响到整个考试的进程，

甚至答题的质量。

这个想法是一种消耗，

消耗了你的珍贵时间和应对能量。

现在，

请你舒服地坐下，

闭上眼睛，

并确保自己在接下来的时间中不会被打扰，

我会和你一起尝试应对。

如何从"我不放心"的自我干扰中走出来，

这是一个思维模式调整的过程。

现在你可以整理一下"我不放心"的想法所带来的功

能失调，

你可以快速地进行成本效益分析，

因为一点不放心，

会让你很分心。

你应该理性果断地放弃这个负面的想法，

取而代之的是"让做完的试题过去，

根据自己的节奏继续做以下的试题，

直至完成整套考卷"。

在这个放弃负面想法的过程中，

或许你会感到有点难熬，

超越这种难熬会是你面临的一项挑战。

一旦你能承受这种难熬，

此刻你会感到答题过程变简单了，

没有杂念，

情绪平稳，

思维敏捷。

如果"我不放心"的念头不时还会冒出来，

你可以重复以上的思维过程，

将它再一次地搁在一旁，

不必理睬。

接下来，

当你沉着地把注意力聚焦在当前的考卷上，

继续思考，

继续答题，

考试的成功已经离你很近了。

现在，

你可以继续尝试以上的练习，

把这个思维调整的过程烂熟于心。

或者，

你可以在音乐的包围下放松自己，

不必担心，

我们的音乐会一直伴随着你。

当你准备好的时候，

让我们结束这段体验。

你可以跟随着音乐，

慢慢把意识拉回到当下，

等到你觉得舒服的时候，

活动一下手指和脚趾，

稍微伸展一下身体，

或许可以尝试把这一篇中所获得的体会记录下来。

也欢迎你时常回来，

反复聆听与训练，

并把它们延伸到你的日常生活中，

灵活地运用。

我们下次再会。

第五章　心灵成长冥想：
提升勇气与自我价值

第一节　如何看待"回避"

在这一节中，

我们将带你了解"回避"的行为是如何发生的，

迈出调整"回避心理"的第一步。

现在，

找到一个让自己觉得舒服的地方，

坐下来。

让身体放松。

调整你的呼吸。

无论你是否是一个登山爱好者，

我都邀请你进入到这个想象中。

你正行走在一条非常陡峭、险峻的山路上，

这条路很窄，

你感觉大约只有你的肩膀那么宽。

路的旁边就是万丈深渊。

尝试调动你的感知，

进入到这个画面中。

你能够发现心中产生的害怕与担心吗？

在害怕与担心之后，

是否有某个瞬间，

让你无法再让自己往前走，

哪怕只是一步。

又或者，

你知道，

只要慢慢地走，

看着脚下，

你就可以边走边看沿途的美丽风景？

再一次注意一下，

自己的呼吸。

你可以尝试把登山这个情境中激发的感受，

延伸到你日常生活中，

每一个产生回避行为的瞬间。

你最想回避的事情或者情境是什么？

你最害怕的是什么？

当你尝试站在一个高度，

去观察你所害怕的，

你所回避的，

会发生什么？

回避看起来合情合理，

但十分有害。

当你采取措施避免与这些情境或者事物正面交锋时，

虽然可以暂时缓解焦虑，

但从长远看却加强了针对特定情境和事物的恐惧，

这种回避的方式在那之后一次次被你再次利用，

"焦虑、回避、恐惧"的恶性循环就此形成了。

当你认识到这一点，

了解回避只是恐惧的行为机制，

以及自己所害怕甚至恐惧的情境或事物后，

虽然不是治愈"回避心理"本身，

但是这也是你已经开始为摆脱回避心理，

直面恐惧迈出了第一步的努力！

第二节 "勇"的练习：面对失败

在这一节中，

我们将帮助你改变过去错误的思维、行为习惯，

放下对抉择的困扰、对未知的恐惧，

重塑自我价值，直面工作、学习中的困难。

现在，

找到一个让自己觉得舒服的地方，

坐下来。

让身体放松。

调整你的呼吸。

想象着，

你正驾车行驶在泥泞的道路上，

周围的风景很好，

有山，有水，

有青青的草地。

这条路你并不熟悉，

前方纵横交错的十字路口，

没有导航的指引，

也没有终点，

只有两条笔直向前的、深深的车轮印。

此刻，

你是想沿着车轮印一直往前，

还是换一条新的路线呢?

车轮印笔直向前，

而你想看的景色有时是你右前方的一座小山坡，

有时是左边的一汪泉水。

每一次可以转弯改变方向的机会就在你的面前，

你该做出什么样的选择呢?

再一次注意一下，

自己的呼吸。

无论你在想什么，

都要和你的感受保持紧密的联系，

但是不要因它们而分心或感到困扰。

你可以尝试把开车这个情境中激发的感受，

延伸到你的工作、学习中，

每一次机会来临，

抉择带来的纠结，

每一次挫折之后仍然需要面对的痛苦，

每一个截止日期将近时，

想拖延却不能的抓狂感。

或许，

你的一生都无法脱离旧的车轮印的影响，

因为它年代已久，

深深地烙印在了这片土地上，

它会一直存在在那里。

即便是你下定了决心改变路线，

但至少，

在最初的时间里，

你还需要和这条旧车轮印抗争许久，

路途或许有些颠簸，

不过没关系，

你已经勇敢地迈出了第一步，

你正在通过不断深入了解地形和努力提升驾驶技术，

想方设法地一次次摆正方向盘，

走出一条新的道路。

在这条路上，

你可以关注到自己的不足，

但依然有勇气直面改变带来的不适与遇到的任何

困难。

当你充分了解自己，

了解令你产生回避心理的事物，

以及你所能做的应对它们的方式，

你会发现，

你正在成长、蜕变与发展。

现在，

让我们结束这一段体验。

你可以在你觉得十分平静、舒适的时候，

缓缓地睁开你的眼睛，

把意识回到当下，

活动一下手指和脚趾，

你可以稍微伸展一下身体，

或许可以尝试把这一篇中所获得的体会记录下来。

我们下次再会。

第三节　"勇"的练习：面对失去

在这一节中，

我们将带你梳理亲密关系，

整理情绪，更好地应对现实。

现在，

找到一个让自己觉得舒服的地方，

坐下来。

让身体放松。

调整你的呼吸。

想象着你正在海滩边漫步……

你沐浴着阳光，

微风轻轻地拂过你的脸庞。

远处的海浪时起时伏，

由远及近，

清晰而规律。

一层一层的海浪，

追逐着来到了岸边，

而后，

海水退去，只留下浸泡过的沙土。

当你慢慢靠近蜿蜒的海岸线的时候，

近处的浪花就会接二连三地涌上沙滩，

亲吻你的双脚。

它们前后追逐着，

让你觉得海浪似乎随时可能吞没你。

此刻，

站在沙滩上的你，

是想继续沿着海岸线行走，

还是回到树荫下的躺椅上呢？

你是否介意海浪打湿你的裤腿呢?

海浪一层一层涌上来,

又退下去,

让你感到任何的犹豫、担忧吗?

又或者你知道,沿着某一个路线走,

你可以既看到海浪,又不会沾湿脚尖吗?

近距离地观察海,

给了你不同于远观它时的感受。

你可以尝试把大海这个情境中激发的感受,

延伸到你曾经拥有的一段亲密关系中,

无论是亲情、爱情还是友情。

你是否记得你们第一次遇见的时刻，

以及失去对方的时刻？

就像海浪第一次涌上沙滩又退去。

在失去后，你是如何应对的？

是陷入悲痛，

心慌得乱了方寸，

还是变得无法思考，

认知都被当下的感受占据……

在不知不觉中，

无数的浪花已经沾湿了你的裤脚，

而最早涌上沙滩的那一朵浪花早已沉入深邃的海洋。

当你面对像海浪一样袭来的强烈情感时，

因不知如何与之安然相处而选择了回避或压制，

这看起来再正常不过。

但是要知道，

回避这些亲密关系中的痛苦经历，

尽管可以让你如愿以偿，

却会妨碍你观照自身和其他的亲密关系。

采取回避的方式，

让自己沉浸在过去温暖的回忆中，

而不愿将自己拉回到现实。

或许可以一时地挨过失去挚爱的悲痛，

但是对新的生活与经历视而不见则意味着，

你无法明白这段过往和未来会有怎样千丝万缕的

联系。

或许当我们开始触碰一直逃避的痛苦感受时，

我们会害怕这种感受会永远持续下去，

但当我们意识到自己正在这样做时，

我们就有了重新选择的机会。

在这次新的抉择中，

你可能忍受一些不舒服、不适应，

甚至身体或者情绪的反应，

你看得到过去的温存，

体会得到当下的悲痛，

但只要你迈出这一步，

终有一天这一切都会过去，

只要你坚持，

你就会从中走出来。

当你觉得看似无法忍耐时，

你可以尝试着关注呼吸，

缓和你的情绪，

锻炼你的忍耐力，

帮助你回归身体的感受，

让海浪的波动带动胸腔的起伏，

感受空气在身体里流动的感觉。

往后的每一天，

每当你觉得痛苦、悲伤、孤单的时候，

你都可以尝试回到这里，

不要担心，音乐会一直陪伴着你。

现在，

让我们结束这一段体验。

你可以在你觉得十分平静、舒适的时候，

缓缓地睁开你的眼睛，

把意识回到当下，

活动一下手指和脚趾，

你可以稍微伸展一下身体，

或许可以尝试把这一篇中所获得的体会记录下来。

我们下次再会。

第四节 "勇"的练习：面对胆怯

在这一节中，

我们将帮助你描绘你的情绪，

重新认识自己，

采取主动的方式，

学会有效地自我表达。

在正式的课程开始之前,

你需要了解,

当你产生任何不利于社交的自我关注时,

包括生理和心理上的,

例如不安、脸红甚至愤怒等,

或者当你产生过度的自我批评,

并沉浸在过去的某段社交中产生的负面想法和情

绪时,

你都可以来到这里。

正念冥想可以很好地帮助你缓和这些非理性想法与负

性情绪,

同时也可以锻炼你的忍耐力。

如果真的遇到了,

勇敢地面对，

让我陪着你，

尽可能多地去练习，

如何面对。

现在，

找到一个让自己觉得舒服的地方，

坐下来。

让身体放松。

调整你的呼吸。

想象着，

你正坐在一面镜子前。

你喜欢镜子中的自己吗？

这个你，

和理想中的你有什么不同？

你有没有注意到任何，

旁人从未注意到的东西？

你在与他人沟通表达自己的想法时，

因为产生这些生理和心理上的反应，

而想要通过回避的方式去解决，

这个方式最终给你带来了什么？

当公开讲话、与人交流成为一件让你感到害怕，

不适的事情之后，

你可能会过度解读对方对你的目光与评价，

同时你会将注意力全集中到自己的想法与感受上，

此刻你已经开始回避社交情境中正在发生的事情本

身了。

这种"进展不顺"让你开始回避新的社交情境，

并同时不断加强你的社交焦虑。

如果你认识到这一点，

你就可以回到"镜子中的自己"这个场景中，

尝试反思与改变。

反思那些与现实不符，

同时又会让你心里产生巨大负担的想法、情绪，

例如过度引申他人的评论、放下自己的完美主义等。

在那之后，

你需要定期接受现实的考验。

从简单的方面入手，

在最困难的地方结束。

可以预料到的是，

一段时间内，

你仍然需要面对这些身心的痛苦与不适，

但同时也要继续寻找让自己快乐，

惬意的方式来应对，

在这个过程中，

你会发现，

你的幸福感也在稳步提升。

现在，

让我们结束这一段体验。

你可以在你觉得十分平静、舒适的时候，

缓缓地睁开你的眼睛，

把意识回到当下，

活动一下手指和脚趾，

你可以稍微伸展一下身体，

或许可以尝试把这一篇中所获得的体会记录下来。

第五节　"勇"的进阶：接纳

在这一节中，

我们将带你做好选择的准备，

出现什么便接纳什么，

并做出改变，

积极地应对。

现在，

找到一个让自己觉得舒服的地方，

坐下来。

让身体放松。

调整你的呼吸。

想象着自己正在丛林山谷中散步，

不远处有一处瀑布，

你慢慢走近，

在岸边的石头上找了个地方坐下来，

开始用你的视觉和听觉想象力，

观察、倾听周围的一切。

此时你注意到了一截软木塞正随着小溪慢慢汇聚到瀑

布下方的水流中，

你不禁开始担心这一截软木塞的命运……

可让你没想到的是，

瀑布的冲刷让软木塞上升、下降，

但它仍能继续漂浮在水面上，

即使是巨大的浪潮，

它仍能继续漂浮着。

接下来，

你可以试着观察，

任何在你脑海中出现的思想，

以及相关的情绪。

此时的你或许观察着这一切，

慢慢地开始体会这种顺其自然的接纳。

你开始联想到自己面对压力或恐惧的处理方式，

或许尝试着顺其自然地接纳是更好的选择。

但是，

接受改变就意味着承认许多艰难的真相，

并养成一些全新的思维习惯。

需要你学会接纳你无法回避这些情绪的事实，

同时，你能为自己做得最好的事情，

便是学会如何更好地应对它们。

也不要指望能战胜或摆脱这些令人痛苦的感受，

你并不是要成为一个更开明的大好人，

再也不受这些难题的困扰，

而是当痛苦出现时，

学会用健康的方式去应对。

健康的心理，

反映出关照并接纳人性的本质，

而非极力回避或抗拒。

具体来说的话，

可能是这样一种状态：

你能接纳刚刚好的依赖性，

更多的是你真正需要的东西，

你拥有很深的感受力，

却不担心被其淹没，

并相信这些情感会赋予生命与关系更多的意义。

一切正在发生的事情，

正在发生。

或许，你会发现你的心在漫游，

陷入混沌的状态，

这是你对那一刻的所见所闻感到不满、消极导致，

不用担心，

轻轻地，

把你的意识带回来。

专注地感知它们，

尝试接纳它们，

并接纳自己的情绪、想法及任何身体的感受。

当你接纳事物的本质时，

每一刻都是最好的一刻，

尝试掌握刹那。

让你产生回避行为的想法，

不会仅仅因为意识到他们的存在而消失，

应对他们是一项持续的挑战。

为了应对这些挑战，

你要尽可能减少来自外界的干扰，

同时磨炼专注自我与身体的能力。

当你发现并接纳后，

虽然你可能会陷入痛苦，

但是必须有所行动。

自我觉察并不能治愈这些痛苦的情感，

做出全新的尝试并坚持下去，

才是改变自身的正确选择。

感受此刻，

想象你的思想和情绪随着水面上的软木塞，

以及你的一呼一吸，

飘然远去。

当你能够运用自如时，

你就可以在日常生活中正确地面对，

自然而然地接纳了。

现在，

让我们结束这段体验。

慢慢把意识拉回到当下，

活动一下手指和脚趾，

你可以稍微伸展一下身体，

或许可以尝试把这一篇中所获得的体会记录下来。

也欢迎你时常回来，

反复聆听与训练，

并把它们延伸到你的日常生活中，

灵活地运用。

我们下次再会。

第六节 "勇"的进阶：给感受定位

在这一节中，

我们将帮助你定位你的感受，

探索自我，摆脱繁杂的思绪，

留意内心的真实感受。

尤其是对一些容易沉浸于负向思维，

或是容易产生依赖、回避的人来说，

这个练习能帮助你觉察这些念头。

现在，

请找一个让自己觉得舒服的姿势坐下或者躺下来，

尽量让自己保持舒适的状态，

并将手臂自然地放在身体两侧。

在接下来的时间里，

要确保自己持续保持觉知，

了解当下发生的一切，

了解在任何一个时刻里，

自己觉察到了什么？

体验到了什么？

是否有一些过去、现在，

或者未来不愿意面对的人、事、物，

在脑海中浮现？

即使在那些令人感觉很困难的时刻，

或者是产生任何不舒服的感受、想法，

情绪涌现的时刻里，

也要保持觉知状态，

无须对当下的感受进行评判，

只需集中你的注意力感知一切。

现在，

把注意力集中在你的呼吸上，

感受胸腔的上下起伏，

留意空气进出鼻孔时的感受。

并把你的意识延伸到身体的其他部位，专注你的感觉。

缓缓地，

吸气，

慢慢地，

呼气。

现在，

从头部开始，

想象着一束温暖的光投射到你的头部，

轻柔地探索，

意识在大脑里流转，

让大脑安静下来，

放下各种念头，

专注于现在的感受。

在这个部位你感觉到什么？

你有没有发现任何收紧感？

或任何疲劳、紧张及其他感受？

渐渐地，

这束光来到了你的面部，

保持好奇心，

你的表情肌、眼睛、嘴巴、耳朵现在是怎样的感受？

是冷还是热？

还是有些敏感？

接着，

从面部移到下巴，

用心感受，

感觉到了什么？

哪怕是一点微小的觉知，

都有其价值所在。

光束继续下移，

来到你的双肩，

再一次，

保持好奇心。

这个部位有什么感受？

你有没有任何疼痛或其他感受？

有时候你会发现你的思绪渐渐多了起来，

没关系，

轻轻把你的注意力拉回来。

不加评判，

带着善意、好奇心与同情心去对待这些，

你在身体上感受到的，

并由其进一步激发出来的想法。

现在，

光束聚焦到你的双臂，

并慢慢移向你的手指。

双臂和双手的感觉是什么？

让这束温暖的光束到需要它的地方，仔细探索。

慢慢地，

光束投射到了你的胸部，

把意识转向这一部位。

你感觉到了什么？

如果发现很难专注于或感受到身体的某一个部位，

把它当作一个正常的现象，

接纳它，

觉察自己的呼吸，

感觉气流正流向那个部位。

放松你的身体，

并把觉知移到你的腹部，

感受腹部随着呼吸而带来的变化。

不要着急，

多花几分钟，

慢慢感受。

吸气，呼气。

吸气，呼气。

你需要尽可能多地关注自身，

倘若你一直将注意力放在别处而不是自身，

你就无法观察自己的内心。

现在，

想象这束温暖的光，

洒在你的双腿上，

慢慢地，

从大腿到小腿。

最后，

来到你的双脚，

然后一直来到左脚趾、右脚趾。

依次关注每一根脚趾。

保持温和的、

好奇的、慈爱的态度，

并慢慢地感受、探索。

吸气，呼气。

当你全身心地投入这个练习中时，

你可能会感到些许的困难和不适，

但我相信，

如果你坚持下去，

你将会发现更深层的自我觉察所带来的益处。

因为，通过培养思维上的宁静，

将注意力从日常琐事中抽离出来，

我们开始摆脱大脑中的嘈杂，

回归到身体上来，

从而留意内心的真实感受。

接受你发现的结果，

出现什么便接纳什么。

现在，

让我们结束这一段体验。

你可以在你觉得十分平静、舒适的时候，

缓缓地睁开你的眼睛，

把意识拉回到当下，

活动一下手指和脚趾，

你可以稍微伸展一下身体，

或许可以尝试把这一篇中所获得的体会记录下来。

第七节 "勇"的进阶：自我治愈

在这一节中，

我们将帮助你接受一次次现实的考验，

拥有自我治愈的能力。

现在，

找到一个让自己觉得舒服的地方，

坐下来。

让身体放松。

调整你的呼吸。

曾经的你面对眼前的困难或失去，

进退两难。

回避虽然看似带来片刻的安宁，

但悄悄在你心中埋下了焦虑、恐慌的种子，

这种感觉日积月累，

当某一天你再遇到同样的场景时，

你就会像突发的地震中的房屋一样，

脆弱不堪地陷入焦虑、恐慌之中。

今天，我将带领你重建你的抗震大楼，

直面困难。

在这个建设的过程中，

当你深刻地明白让你产生回避的行为和焦虑情绪的情

境与事物，

你就可以尝试具有针对性地去建设这栋新的大楼。

在你身上，

发生过几次这样的事件？

每一次发生的规律如何？

有哪些你可以做，

却没有做的事？

在你采取的行动中，

哪些能给你带来正向的身心感受，

哪些会加剧你的焦虑与恐慌？

当你认识到让你真正回避的情境或者事物到底是

什么，

并且你希望改变的时候，

你仍然需要接受现实的考验。

时刻准备着做出新的选择与改变，

并根据实际情况随时修正前行的方向，

坚持下去，

用生活经历让自己更加充实，

哪怕这条路永远也没有终点，

你都会有直面的勇气。

在这个过程中，

你能否感受到，

类似的经历已经有很多次，

你懂得如何不断地加固这栋大楼。

地震来了，

它过去了，它消失了。

当有一天，

你发现你能够控制你的行为与你的情绪，

你会发现此刻的你内心是如此的平静与安宁。

从此刻，

你开始享受生活。

现在，

让我们结束这一段体验。

你可以在你觉得十分平静、舒适的时候，

缓缓地睁开你的眼睛，

把意识拉回到当下，

活动一下手指和脚趾，

你可以稍微伸展一下身体，

或许可以尝试把这一篇中所获得的体会记录下来。

我们下次再会。

第六章　心灵成长冥想：
增加自信与自我效能

第一节　穿越灰暗 接纳自己

在这一节中，

我们将带你穿越森林，

利用山的形象，

点亮前方道路的灯塔，

无条件接纳自己。

现在，

找到一个让自己觉得舒服的地方，

坐下来。

尝试在心中勾勒出，

一片昏暗的森林，

以及远处一座心中最美的高山⋯⋯

我们就要穿过这片树林，

登上山顶。

你背着双肩包，

行走在这片昏暗的树林中，

没有温暖的阳光，

身上感觉冷冷的。

周围很安静，

只有枝头，

零星的鸟儿与我做伴。

一阵风轻轻吹过，

树叶窸窣作响。

此刻，

你感受到了什么。

这段旅途，

就像你的生命，

不是一帆风顺的幸福之旅，

而是在光明与黑暗的模式中切换。

你慢慢地向着前方那一点微弱的光亮，

走啊，走啊。

偶尔停下来，

你发现那座山离你越来越近，

越来越近。

直到，你来到了山脚下。

现在，

把注意力集中在这座山的形象上。

留意它的形状，

它的高度，

山上存在的各种植物和动物。

观察它的雄伟与宁静。

你只是静静地观察它。

并尝试，

将自己幻化成这座山的形象，

稳定，沉静。

无论白天或是黑夜，

春、夏、秋、冬，

日复一日，

鸟儿歌唱、树木生长，

溪水潺潺，宁静中蕴含万变。

再一次，

注意一下自己的呼吸，

是否柔和顺畅。

感受此刻，

借助山的能量支撑自己，

使自己能够以一颗澄澈之心对待当下：

你看清自己每时每刻的想法与感受，

看清自己的执念、疑惑，

看清发生在自己身上的每一件事情。

面对它们，尊重它们，

感受它们，尝试接纳，

进入宁静、智慧的状态。

不要陷于困难中，

勇敢面对它，

把它当作是另一种幸运的开始。

当你准备好的时候，

让我们结束这段体验。

慢慢把意识拉回到当下，

活动一下手指和脚趾，

你可以稍微伸展一下身体，

或许可以尝试把这一篇中所获得的体会记录下来。

也欢迎你时常回来，

反复聆听与训练，

并把它们延伸到你的日常生活中，

灵活地运用。

第二节　学会在困境中觉察

在这一节中，

我们将带你翻越巍峨耸立的高山，

感受困难，

克服回避心理。

现在，

找到一个让自己觉得舒服的地方，

坐下来。

想象着面前有一座高山。

幽深的山谷之中，

弥漫着神秘莫测的雾气，

一条笔直的栈道，

伸向云端。

那是一个你曾经爬过的山，

你很熟悉，

但它的高度和陡峭的山势依然让你感到一丝恐惧。

你背着双肩包，

紧紧抓住绳索，

沿着台阶，

一步步往上。

现在，

尝试把注意力集中到与你正在经历的某一个特定的事

物上，

例如你的脚是怎样接触地面的，

抬脚时是什么感觉。

每一次迈出脚步，

你观察到了什么？

有没有出现什么情绪？

上山的路越来越陡，

好像永远也爬不到头。

渐渐地，

你能够感觉到，

肩膀上双肩包的重量，

和自己微微加快的心跳及渐渐急促的喘息声。

你可能会觉得很困难。

无论你发现了什么，

只需要观察它就好，

不必沉溺其中。

你可以尝试与自己体内流动的生命力对话，

并尝试将这些思绪延伸到你的生活中。

"你会感觉到困难吗"

"如果，爬到山顶或者达成某一个阶段性的目标，

对于你来说意味着什么？"

"这样的成就感，值得吗？"

再一次，

注意一下自己的呼吸。

在这个发现自我的旅途中，

难免有起有落，有笑有泪。

放下执着、抗拒和纠结，

以换取更有力、更健康的东西，

并找到一颗尊重生命的心。

当你准备好的时候，

让我们结束这段体验。

慢慢把意识拉回到当下，

活动一下手指和脚趾，

你可以稍微伸展一下身体，

或许可以尝试把这一篇中所获得的体会记录下来。

也欢迎你时常回来，

反复聆听与训练，

并把它们延伸到你的日常生活中，

灵活地运用。

第三节　放下所有无谓的比较

在这一节中，

我们将帮助你善待自己，

放下用不切实际的标准对事物进行的

不合理比较的自动想法。

现在，

找到一个让自己觉得舒服的地方，

坐下来。

闭上眼睛，

调整你的呼吸，

放松你的身体。

想象着你继续登山，

不远处有一条小溪，

你静静地坐在岸边的石头上，

放下双肩包，

打算休息一会。

用你的视觉和听觉想象力观察、倾听周围的一切，

岸边的树木，

以及潺潺流动的溪水。

接下来，

你可以试着观察，

任何在你脑海中出现的思想，

以及相关的情绪。

在这些思想中，

有没有一种令你痛心的回忆是关于"失衡比较"的，

你为此感到愤懑、不公平、焦虑？

你可以尝试与自己对话，

"这种不切实际的比较，真的合理吗"，

"我能不能对自己好一点，再更好一点"，

"我能不能给自己一个拥抱"。

慢慢地，

感受这些思绪，

就像树上某时某刻，

不经意间飘落的树叶，

随着流水蜿蜒曲折而下，

慢慢地飘走、消失。

同时，

保持均匀的呼吸。

感受此刻，

想象你的思想和情绪随着溪水在你的一呼一吸间，

飘然远去。

当你能够运用自如时，

你就可以在日常生活中释放这些思想和痛苦的情

绪了。

当你准备好的时候，

让我们结束这段体验。

慢慢把意识拉回到当下，

活动一下手指和脚趾，

你可以稍微伸展一下身体，

或许可以尝试把这一篇中所获得的体会记录下来。

也欢迎你时常回来，

反复聆听与训练，

并把它们延伸到你的日常生活中，

灵活地运用。

第四节　享受努力的过程

在这一节中，

我们将帮助你享受努力的过程，

积极面对失败。

现在，

找到一个让自己觉得舒服的地方，

坐下来。

闭上眼睛，

调整你的呼吸，

放松你的身体。

并尝试将注意力集中在关于"完美主义"的感受里。

这种烦恼在很大程度上来源于将一切看得太重要，

而夸大重要性就会让自己陷入"必须"和"一定要"

这样的思维模式中。

现在，

开始观察、感受偶尔冒出来的这些思绪。

注意你的感受和夹杂在其中的情绪的微妙差异。

邀请你充分地运用你的想象力，

将自己融入这个画面里。

想象着，

你正站在半山腰。

不同于山脚下的那片昏暗森林，

此刻温暖的阳光洒在你的身上，

暖洋洋的。

微微抬起头，

天上的云朵像羽毛，

飘浮在蔚蓝的天空中。

一阵风吹过，

淡淡的云影，

拂过稻田，

掠过远处农家的屋顶。

当你开始走神，

可能是一段回忆、某个声音、身体的知觉或者情绪，

让你想到别的事情。

将注意力拉回来，

不要因为分心而自责，

保持呼吸。

现在，

再用上几秒钟，

容许自己静静地坐在这里，

并把云朵的形象放在心中，

就像云朵接受风的吹拂一样，

你尝试接纳正在发生的一切，

感受它们、认识它们、尊重它们。

停留在此刻，

只是静静地看着云朵随风慢慢地出现，

然后慢慢地看着它们消失。

就像你的思绪，

随风出现，

又随风慢慢地消失。

此刻，

你拥有宁静与温暖。

当你准备好的时候，

让我们结束这段体验。

慢慢把意识拉回到当下，

活动一下手指和脚趾，

你可以稍微伸展一下身体，

或许可以尝试把这一篇中所获得的体会记录下来。

也欢迎你时常回来，

反复聆听与训练，

并把它们延伸到你的日常生活中，

灵活地运用。

第五节　重新认识自己

在这一节中，

我们将帮助你，

尝试从另一角度观察自己与周围的环境，

理性地面对它们。

现在,

找到一个让自己觉得舒服的地方,

坐下来。

注意一下自己的呼吸,

感受一呼一吸的过程,

放松你的身体,

感受你的身体越来越轻、越来越轻。

想象着,

夜幕降临,

你正站在山顶。

此刻的月光好像一层薄纱照耀着大地。

点点繁星与月亮为伴,

与一片片云朵一起舞蹈。

发挥你的视觉想象力，

感受你就是那点点繁星中的一个。

你的周围被绚丽多彩的星云围绕着，

这里恬静而又神秘。

你的视野中，

是一个蔚蓝的星球。

此刻，

在这浩瀚的宇宙间，

这个充满生命活力的星球，

却显得这样的渺小。

你从另一个角度，

看到了地球。

从这里，

你看到了它的全貌，

意识到了它的美丽与独特。

现在开始，

去感受生命最美好的时刻。

尽你所能地保持觉察，

在这片星空下，

保持宁静的状态。

你允许自己，

回顾获得成就感的每一个瞬间，

并积极迎接新的挑战，

让自己不断地学习、成长，

愉悦地展现出你生命的能量。

留意你拥有的一切，

你的信心、你的热情、你的犹豫及顾虑。

你可以试着与自己对话，

并保持不加评判的态度。

你告诉自己"我就是我，

我可以看见我自己，

我欣赏我自己，

我拥有无限的希望。"

当你准备好的时候，

让我们结束这段体验。

慢慢把意识拉回到当下，

活动一下手指和脚趾，

你可以稍微伸展一下身体，

或许可以尝试把这一篇中所获得的体会记录下来。

也欢迎你时常回来，

反复聆听与训练，

并把它们延伸到你的日常生活中，

灵活地运用。

第六节　摆脱抗拒，增强行动力

在这一节中，

我们将帮助你在行为上建立新的习惯，

接纳和享受它们，

向自己证明，

不管遇到多大的困难你都能够改变。

作为一个生来就有思考、感受、和行动的人类来说，

你可以通过改变自己的想法、感受和行为来帮助自己，

因为它们相互关联，

互为因果。

接下来，

我们将给你介绍一些，

你能够使用的行为方式，

它们虽然不会立刻让你自动地、永久地改变，

你感到自卑、烦闷的想法及其带来的负面感受，

但只要你勇于踏出那一步，

你会发现它们会在你未来的生活中，

潜移默化地对你产生影响。

首先，

尝试新的挑战。

在你的日常生活中，

你小心、谨慎处理对于某些行为的不良后果，

你也许会放弃，

但是有些迟疑和放弃显然是不理性的，

例如害怕失败而不愿意参加工作面试、某个演讲，

甚至表达内心想法的某句话。

你需要认识到，

这些因为自动想法而产生的回避和逃避行为，

只会限制你自己，

让你显得畏缩。

你可以尝试让自己慢慢来，

将这些因为改变带来的不适降到最低，

并且慢慢地提高行为的频率，

你就会发现你能做得越来越好。

然后，学会暂停。

这里的"暂停"是指当你陷入烦恼时，

你可以尝试按下暂停键，

给自己一点时间，

重新考虑你的处境。

你可以以前两期课程中提到的技巧入手，

尝试接纳，

让你的想法和情绪形象化，

让它们还没有在对你造成伤害之前，

从你的身边飘然离去，

避免沉溺其中。

需要明白的是，

关于缺乏自信心的问题中，

不同的个体会因多种不同的自发想法

而造成自我贬低和低挫折承受力的结果。

例如前面课程中提到的典型的案例，

"失衡对比""完美主义"，

当然还有其他的自发想法，

如"以偏概全""后悔莫及""瞎猜心思"等。

当遇到这些功能失调性的曲解想法时，

你要学会通过认知行为疗法来获得对自己无条件的

接纳。

这是你获得自信心和更多快乐的重要途径。

当你准备好的时候，

让我们结束这段体验。

慢慢把意识拉回到当下，

活动一下手指和脚趾，

你可以稍微伸展一下身体，

或许可以尝试把这一篇中所获得的体会记录下来。

也欢迎你时常回来，

反复聆听与训练，

并把它们延伸到你的日常生活中，

灵活地运用。

第七节 从改善情绪开始改变自己

在这一节中,

我们将帮助你了解改善情绪的重要信念,

只要你相信,

就能够改变自己。

第一，是什么让你觉得烦恼？

当人陷入烦恼的时候，

会自然而然地将那些伤害自身的感受与行为归咎于

他人。

这种逃避的方式，

每个人都会使用。

或许你不愿意承认，

但事实上，

你才是使你痛苦的根源。

当你能清楚地认识到这一点，

你会发现你就有了让自己做出改变的力量。

你可以试试这套课程中提到的方法，

不是其他人的思想和行为，

不是这个世界的命运，

而是你自己的认知、情绪和行为。

第二，你可以感受并控制你的思想、情绪及行为，

并通过合理的方式，

减少自己的烦恼。

行为认知疗法，

可以帮助你更主动地去面对自己的各种想法，

同时将这些负性情绪进行合理替代。

你无法改变已经发生的事情，

但是你能够通过接纳，

改变自己对这些烦忧的想法和感受。

因为，

只有你才能让自己快乐起来。

最后，

改善情绪需要持续不断的练习与努力。

在关于认知行为疗法中，

有一个重要的观点，

那就是你一定可以改变，

你的大部分自发想法、情绪和行为，

但是需要坚持不懈的练习。

在练习的过程中，

你可以获得有助于自我情绪改善的态度，

专注的意志力带给你充满力量的感受，

让你获得生活会变得更好的信心，

从而减缓你的负性情绪。

当你准备好的时候，

让我们结束这段体验。

慢慢把意识拉回到当下，

活动一下手指和脚趾，

你可以稍微伸展一下身体，

或许可以尝试把这一篇中所获得的体会记录下来。

也欢迎你时常回来，

反复聆听与训练，

并把它们延伸到你的日常生活中，

灵活地运用。

第七章　3D 音乐情景冥想

此刻，

进入一个你从未到过的冥想时空，

在这里，

通过这一段简短有效的冥想词，

松弛紧绷的神经，

慢慢放松下来

……

第一节 草 原

现在,

找一个让自己觉得舒服的地方坐下或者躺下,

调整一下自己的姿势,

尽量让自己感到放松和舒适。

轻轻地闭上眼睛,

尝试做几次深呼吸。

想象一下,

当吸气的时候,

把你身上的疲劳、紧张,

以及一切不愉快的情绪通通聚集起来;

而当呼气的时候,

把这些疲劳、紧张，

和不愉快的情绪通通呼出去。

聚集起来、呼出去，

聚集起来、呼出去，

吸气，呼气。

想象着，

你的面前是一片辽阔的草原……

放眼望去，

周围是一望无际的原野，

青草大片大片地覆盖在大地上。

抬起头，

天空清澈而又广阔,

白云像一匹匹巨大的锦缎。

你漫步在这片柔软的草地上。

各种各样的鲜花星星点点地布满了草地。

弯下腰,

仔细看看这些花的形状和颜色,

闻一闻花的芬芳。

深吸一口气,

将清香的花草气息吸入你的鼻子里,

让人心旷神怡。

此刻,你的心情无比舒畅。

清风迎面吹来,

吹舞着每一根发丝,

这一阵风带走了你身上所有的疲劳和紧张。

你感觉到自己身体的每一个细胞都随着清新的微风放

松下来，

放松下来，

放松，

下来。

芳草无涯，

向着大地的尽头无限延伸。

这片草原，

是心灵静谧、纯净的家园。

带着这样的感觉，

让我们再一次回到这一片辽阔的草原。

敞开你的心胸，

投入草原的怀抱，

感受这个美妙的时刻。

体验快节奏的工作和生活，

与这种带着大自然平静、滋养、治愈的氛围之间有何

不同。

保持均匀的呼吸，

让自己的呼吸深、长、慢、匀，

在一呼一吸间，

体会身体完全的放松。

不要着急，

慢慢来。

第二节　房前听雨

现在，

请找一个让你觉得舒服的地方，

把你的身体调整到最舒服的姿势，

轻轻地闭上你的眼睛。

尝试做几次深呼吸，

在吸气的时候，

把你身上的疲劳、紧张，

以及头脑中一切不愉快的念头和烦恼通通聚集起来；

而当你呼气时，

将这些烦恼通通呼出去。

吸气，呼气。

吸气，呼气。

想象着，

你倚靠在窗边看雨。

春天的雨如丝、如雾、如烟、如潮……

小雨沙沙沙地下着，

清凉的风轻轻地吹在你的脸颊上，

不时还有雨滴洒落在你的身上，

一丝清凉的感觉沁入你的心田。

这场雨很温柔，

它没有狂风暴雨般的肆虐，

只是带给你一些细腻温柔的感觉，

让你整个人都变得柔和了起来。

放眼望去，

整个世界在雨水的滋润下，

变得清晰、明朗，

万物在春雨的浇灌下，

慢慢苏醒。

你的心情也舒畅了起来。

雨势变得越来越小，

你决定出门走一走。

你没有撑伞，

雨点滴落在你的身上，

深深地吸一口清新的空气，

你感觉整个人都焕然一新。

小小的雨滴，

慢慢地从空中降落下来，

在路边的水洼里溅起了点点水花。

雨水将道路上的尘土都冲刷得一干二净，

把各种植物也清洗得干干净净。

雨水不仅冲洗了环境中的灰尘，

同时也净化了你的心灵。

这场雨让你忘记了日常生活中的琐事，

忘记了头脑中的烦恼。

你感觉自己清净了，

内心深处萌生出了一些力量，

人也变得更加精神了！

此刻，你沉浸在这柔柔细雨中，

你的身体感受到前所未有的放松。

带着这样的感受，

让我们再一次想象自己置身在这柔软的雨中。

留意自己的感受，

体验快节奏的工作和生活，

与这种带着大自然平静、滋养、治愈的氛围之间有何

不同。

感受你的身体获得的力量，

它将帮助你在接下来的生活和工作中充满活力。

第三节　花　海

现在，

微微闭上双眼，

保持均匀而舒畅的呼吸。

请把右手放在左手的手腕上，

或把左手放在右手的手腕上。

感受自己的心跳，

感受自己的血液流动，

记住这份温暖。

并把这份温暖的感觉留在这里，

或留在身体需要的那个部位，

并让它们慢慢地，

温暖自己的全身。

想象着，

此刻，

你正漫步在木制的小道上……

这条腾空搭建的木制栈道直直地深入地深入这片

树林，

起始处竖立着一块指示牌，

指向远处的花海。

随着木制栈道发出嘎吱嘎吱的声音，

你离这片淡紫色的海洋越来越近。

栈道尽头是一望无际的薰衣草花海。

浪漫的紫色，

缓缓地向天空的两边无尽蔓延。

阳光洒在这片花海之上，

那紫色的海洋显得更加温柔妩媚。

慢慢地走近，

你不知不觉置身于花海之中，

一束束的薰衣草围绕在你的身边，

令人赏心悦目，心旷神怡。

蓝紫色的小花组成穗状的花束，

吸引着你的目光，

让你情不自禁地走近它，爱抚它。

深深地呼吸一下这里的新鲜空气。

这里的每一缕风，

都掺杂着薰衣草的气息，

这是一种带着甜味的清淡香气。

仔细倾听，

甚至还可以听见，

薰衣草窃窃私语的声音。

此刻，感受自己就像是自然的一部分。

你的身体越来越轻，

越来越轻，

越来，

越轻。

带着这样的感受，

让我们再一次想象自己置身在温暖阳光照耀下的薰衣

草花海。

留意自己的感受，

体验快节奏的工作和生活，

与这种带着大自然平静、滋养、治愈的氛围之间有何

不同。

尽你所能地体会身体的感觉、声音、想法和感受，

保持开放的心态。

此刻的你远离了城市的喧嚣，

没有了繁杂的思绪，

与这美丽的自然融为一体。

第四节　溪　水

现在，

找到一个让你觉得舒服的地方，

坐下或者躺下来，

并确保自己在接下来的时间里不会被打扰。

轻轻地闭上眼睛，

调整自己的呼吸。

注意一下自己全身的感觉，

感受自己的意识像扫描仪一样，

慢慢地，

从头到脚扫描一遍。

伴随着均匀的呼吸，

你正变得越来越放松，

越来越平静，

越来越安宁。

想象着，

你正沿着青石板路，

漫步在一片郁郁葱葱的山林间……

昨晚这里刚下过一场雨，

此刻太阳刚刚升起，

山间的晨雾还未散去，

如白纱般柔柔地悬浮在空中，

空气中还能闻到雨水浸湿的泥土味和树叶、花草的清香。

不远处，

有一条小溪从半山腰处，蜿蜒而下，

时而湍急，时而静静地流淌，

就像是一条轻盈的绸带，

缠绕在空幽的山林间。

慢慢地靠近，

温暖的阳光洒在了水底的砂石上，

一闪一闪，

溪里的小鱼一列列、一群群，

欢快地畅游着。

一阵微风吹过，

带来了阵阵大自然的香气，

林间的树叶窸窣作响，

仔细倾听，

远处还有鸟儿与小昆虫的和鸣。

再一次感受一下自己的呼吸，

深深地吸气，呼气。

这里的一切是如此的幽静与安宁。

此刻的你，

享受这份直抵心间的恬淡与舒畅，

让净化的心灵与美丽的自然融为一体。

带着这样的感觉，

让我们回到开始的地方，

再看看面前的这片郁郁葱葱的山林，

这一股清凉的溪水。

留意自己的感受，

体验快节奏的工作和生活，

与这种带着大自然平静、滋养、治愈的氛围之间有何

不同。

尽你所能地体会身体的感觉、声音、想法和感受，

保持开放的心态。

均匀地呼吸，

每一次呼吸都是生命活力的注入，

不要着急，

慢慢来。

第五节　樱花树下

现在，

微微闭上双眼，

保持均匀而舒畅的呼吸。

请把右手放在左手的手腕上，

或把左手放在右手的手腕上。

感受自己的心跳，

感受自己的血液流动，

记住这份温暖。

并把这份温暖的感觉留在这里，

或留在身体需要的那个部位，

并让它们慢慢地，

温暖自己的全身。

想象着，

你正漫步在一个开满樱花的公园里……

随处可见那旖旎的粉红，

你走在两旁种满樱花的羊肠小道上，

仿佛置身在粉红色的世界里。

远远望去，

树枝上开满一簇簇粉色的花朵，

好像天边绯红的云霞。

当你走近樱花树的时候，

仔细看它的花瓣，

其实是浅粉中透着一些纯白，

而它的花蕊是淡黄色的。

迎面扑来的一阵花香，

清新淡然，

轻轻弥漫在你的心田。

你和朋友们漫步其中，

欣赏着眼前的美景，

沐浴着春光，

悠闲自在，

心旷神怡，

你们的心情十分愉悦。

坐在一棵樱花树下，

一片片花瓣飞舞飘落，

轻轻地拂过你的脸颊，

栖息在肩头，

降落在脚边，

沉睡于湖畔。

放眼望去，

公园里到处都是闲庭信步的游人，

像你们一样，

在樱花树下如痴如醉，

流连忘返。

有的人在树下拍照，

留下春天的记忆；

有的人在树下小憩，

享受樱花的芬芳；

还有一些小朋友们，

在追逐嬉戏，

发出银铃般的笑声。

此刻，你感觉到自己的内心非常地宁静平和，

往日的烦恼和生活中的压力似乎都变得不再那么

重要，

眼前的一切让你的身心都完全放松下来了。

你的身体越来越轻，

越来越轻，

越来，

越轻。

带着这样的感受，

让我们再一次想象自己置身在樱花树下。

留意自己的感受，

体会勃勃生机的樱花带给你的力量，

将藏于心底的烂漫，

回归纯真的大自然

尽你所能地体验身体的感觉、声音、想法和感受，

保持开放的心态。

此刻的你远离了城市的喧嚣，

没有了繁杂的思绪，

与这美丽的自然融为一体。

第六节　水乡游船

现在，

请找一个让你觉得舒服的地方，

把你的身体调整到最舒服的姿势，

轻轻地闭上你的眼睛。

尝试做几次深呼吸，

在吸气的时候，

把你身上的疲劳、紧张

以及头脑中一切不愉快的念头和烦恼通通聚集起来；

而当你呼气时，

将这些烦恼通通呼出去。

吸气，呼气。

吸气，呼气。

想象着，

你坐上游船泛舟在水乡的河道上……

你低下头看着河水，

它清澈见底，

你依稀可以看到小鱼在水中自由自在地游来游去，

几片粉色的樱花花瓣和微微泛黄的落叶漂浮在水

面上，

蓝蓝的天空倒映其中，

四周宁静祥和的气氛让你感觉非常舒适。

河岸两旁是碧绿的大树枝叶繁茂地往中间伸展着，

风轻轻吹过，

树叶发出沙沙的声音，

你沉浸在眼前这片景色中，

这种心旷神怡的感觉让你非常放松，

你感觉自己就好像是挂在天边的浮云，

又好像是湖中自由的小鱼。

微风轻拂脸庞，

你闭上眼睛，

听到了船桨拨动水面的声音，

轻轻的、柔柔的。

你再仔细地听，听到"扑通"一声，

过一会儿，又听到了"扑通"一声。

你睁开眼睛，

想看看是哪里发出的声音。

这时，你看到不远处，

有一条鱼跃出了水面，

然后又钻了回去。

那奋力往空中跳跃的小鱼，

在阳光的照耀下闪闪发亮。

你出神地望着，

平静的内心似乎随着湖面的波动而微微波动。

小船继续往前缓慢地行驶着，

一切看起来仍是那么的平静安宁，

但是你的内心却有了不一样的变化，

你能感受到内心深处涌动的温暖与勃勃生机。

此刻，你沉浸在这片景色中，

获得了放松与力量。

带着这样的感受，

让我们再一次想象自己置身在这小船上。

在这个过程中，

所有产生的体验和感受，

都会清楚地记在你的心里。

感受你的身体获得的力量，

帮助你在接下来的生活和工作中精力充沛，

勇往直前。

第七节 仰望星空

现在，

请找一个让你觉得舒服的地方，

把你的身体调整到最舒服的姿势，

轻轻地闭上你的眼睛。

尝试做几次深呼吸，

在吸气的时候，

把你身上的疲劳、紧张，

以及头脑中一切不愉快的念头和烦恼通通聚集起来；

而当你呼气时，

将这些烦恼通通呼出去。

吸气，呼气。

吸气，呼气。

想象着，

你正站在一个观星台上……

抬头仰望夜空，

满天的星星，

像撒在一块深蓝色布面上的碎钻石，晶莹透亮。

你轻轻地闭上眼睛，

侧耳倾听周围的声音，

偶尔你能听见远处传来的蝉鸣声。

在这里，你远离了城市的嘈杂，

只有夜空中明亮的星星陪伴着你。

深深地吸一口气，

你感觉非常的惬意，

生活中的一切烦恼和琐事此刻都被抛到了九霄云外。

你凝视着夜空，

星星在漆黑夜色的衬托之下，

散发着明亮的光彩。

一朵朵乌云飘过，

遮住了星星的光芒，

你充满耐心地等待着，

期盼着星星的再次出现。

你的视线随着乌云一点一点地移动，

你感觉自己比以往看得更清楚了。

不一会儿，乌云散去，

夜幕中的星光显得格外耀眼，

它们照亮了你的内心，

点亮了你的信念，

指引着你前进的方向。

你陶醉在其中，

嘴角微微勾起。

此刻，你沉浸在这片恬静的夜色里，

沐浴着柔和的月光和星光，

你的心里充盈着温暖与希望。

你深深地被这一片星空治愈着。

带着这样的感受，

让我们再一次想象自己置身在温柔的夜色里。

留意自己的感受，

体验快节奏的工作和生活，

与这种带着大自然平静、滋养、

治愈的氛围之间有何不同。

尽你所能地体会身体的感觉、声音、想法和感受，

保持开放的心态。

均匀地呼吸，

每一次呼吸都是生命活力的灌入，

不要着急，

慢慢体会。

第八节　海边日落

现在，

找一个让自己觉得舒服的地方，

微微闭上双眼。

请你将双手放在自己觉得舒服的地方，

保持腹式呼吸，

让自己完全放松下来。

想象着，

你正坐在沙滩上，

欣赏着海边的日落……

一阵清爽的海风扑面而来，

仿佛一切烦恼与疲惫都被抛之脑后了，

身体里每一根紧张的神经也渐渐舒缓了；

风儿吹拂着海面，

泛起了层层涟漪。

不远处有一些人在散步，

你能听见他们的脚踩在沙子上"沙沙沙"的声音。

还有一些人和你一样，

坐在沙滩上，

与身边的人闲谈着，

欣赏美丽的夕阳。

侧耳倾听海浪拍打沙滩的声音，

小小的浪花溅起的水花，

在太阳的余光中焕发着迷人的光彩。

你深深地吸了一口气，

闻到了大海特有的咸咸的味道。

几只海鸥唱着歌从你的身边掠过，

你享受着清凉的海风，

感受着大海的气息，

真是无比惬意，

此刻你的心境如同大海一样宽广。

在海平面的尽头，

夕阳缓缓坠去，

天空燃烧着鲜红的霞光。

这束霞光，

照亮了你的头、颈、躯干、四肢，

以及其他能想到的身体部位。

感受你的身体此刻变得越来越轻盈，

越来越空灵，越来越透明。

在这大自然永恒的光芒中，

你忘却了一切。

同时，又拥有了一切。

感受此刻，在浩瀚的大海面前，

感受夕阳给我们带来的温暖，

帮助我们忘掉一天的疲惫。

让生活的压力在这大自然安宁的环境中渐渐消退，

一点点地远离我们的生活，

远离我们的内心。

当你准备好的时候，

慢慢把意识专注到当下，

你可以稍微伸展一下身体，

结束这段体验。

留意自己的感受，

体验快节奏的工作和生活，

与这种带着大自然平静、滋养、治愈的氛围之间有何

不同。

尽你所能地体会身体的感觉、声音、想法和感受、

保持开放的心态。

此刻的你远离了城市的喧嚣，

没有了繁杂的思绪，

与这美丽的自然融为一体。

第九节　林间清池

现在，

请找一个让自己觉得舒服的地方坐下或者躺下，

慢慢地闭上眼睛。

接下来，

跟随我，

一起进行几次深呼吸。

吸气，呼气，

吸气，呼气。

随着每一次的深呼吸，

你将会感到越来越放松，

越来越放松，

越来越放松……

想象着，

你于清晨穿行过一座密林，

来到一片清池前……

水面和四周薄雾缭绕，

水雾夹杂着森林中新鲜的泥土气息扑面而来。

蓝绿色的池水和青绿的林木互相映衬，

时不时便有几缕微风拂过你的面庞，

扬起你的发丝。

你在这番幽静的美景中慢慢地放松下来，

情不自禁地张开双臂、伸展自己的身体。

你环视四周，

只见清浅的池塘中有成群的鱼苗在游动，

偶尔有几尾游到水面，

激起点点涟漪。

对岸几只颈部有着靓丽绿色羽毛的野鸭，

它们或是互相梳理羽毛，

或是结伴嬉戏。

你能听到附近传来的蛙声，

能听到远处飘来的鸟鸣声。

你四处张望，

却找不到这些小生灵的身影，

但你知道，

无数的生命就在你周围，

在苍翠的树丛中，

在那浅蓝的池底，

在花灰色岩石的缝隙中，

在红棕色的枯树干里。

你在池水边的石阶上坐下，

凝望着眼前这与世隔绝的光景，

你不禁为大自然而慨叹，

尽力地享受着此处洁净的空气。

此刻，深深地吸一口气，

感受你的身体变得越来越轻盈，

平日里积累的劳累正慢慢消散，

逐渐离你而去。

带着这样的感受，

让我们再一次想象自己置身在参天巨树所包围的清澈

池塘边。

留意自己的感受，

尝试调整一下你的姿势，

使身体越来越放松。

此刻的你已经进入了非常平静的状态，

没有什么杂念可以打扰到你。

感受着你的身心和美丽景色的融合，

一切是多么的静逸，

多么的安详。

第十节　落叶知秋

现在，

微微闭上双眼，

保持均匀而舒畅的呼吸。

请把右手放在左手的手腕上，

或把左手放在右手的手腕上。

感受自己的心跳，

感受自己的血液流动，

记住这份温暖。

并把这份温暖的感觉留在这里，

或留在身体需要的那个部位，

并让它们慢慢地，

温暖自己的全身……

想象着，

你正漫步在被两列银杏树所装点的街道上……

金黄色的扇形叶片在阳光的照耀下，

散发出柔和而温暖的光芒。

微风吹拂，

数片黄叶接连从树上缓缓飘落，

仿佛是夺目的金色蝴蝶在空中翩翩起舞，

你的视线被它们深深地吸引。

这时候，

你的脑海中浮现出某些事物，

不要评判它们、静静地看着它们出现。

叶片落到了地上，

与无数落叶堆叠在一起，

你的思绪也随之慢慢地淡去。

弯腰拾起一片落叶，

将叶柄擎在手里，

留心它带给你的触觉感受。

接下来，

集中注意力凝视这片叶子。

用你的眼睛探索它的每一部分，

仔细观察颜色的深浅，叶子的形状，脉络的走向，

你不禁想象出它从一株嫩芽开始，

缓缓生长的模样。

稍作停顿，

你踏在落叶上继续前行，

干枯的黄叶发出沙沙声。

抬头仰望，

蔚蓝的天空中飘着朵朵白云，

成群的大雁以一字形的队伍在空中飞翔。

深吸一口气，

秋日微凉、清爽的空气让你感到心情非常舒畅。

全身心地迎接秋天的来临，

体会秋日的温度带给你不一样的感受。

此刻，感受自己就像是自然的一部分。

你的身体越来越轻，

越来越轻，

越来，

越轻。

带着这样的感受，

让我们再一次想象自己置身在银杏树下。

留意自己的感受，

体会秋天的落叶带给你的力量，

将藏于心底的烂漫，

回归纯真的大自然。

尽量多地把正念的觉知融入日常生活中。

感受着内心获得的平静，

它会帮助你更好地面对生活中的一切。

第十一节　春天的森林

现在，找到一个让你觉得舒服的地方，

坐下或者躺下来，

并确保自己在接下来的时间里不会被打扰。

轻轻地闭上眼睛，

调整自己的呼吸。

注意一下自己全身的感觉，

感受自己的意识像扫描仪一样，

慢慢地，

从头到脚扫描一遍。

伴随着均匀的呼吸，

你正变得越来越放松，

越来越平静，

越来越安宁。

想象着，

你来到了一片茂密的森林……

春天的到来，

将沉睡的森林唤醒。

你被绿色的参天大树围绕着，

温暖的春光照射下来，

在地面上形成了深浅不一的光影。

一丝风吹过，

树叶整齐地发出"沙沙沙"的声音，

好像是一支训练有素的合唱队，

几只小鸟的演唱为《春之歌》增添了更多生机。

你闭上眼睛，

深深地吸了一口气，

你闻到了树木的味道、泥土的芬芳，

以及淡淡的花香，

你喜欢这些混合在一起的味道，

再次深深地吸一口气，

大自然的味道让你感觉非常治愈，

你体会到了前所未有的放松。

你抬头望着天空，

绿色的树叶在上方形成了一道屏障，

你甚至看到了最上方树叶的形状，

你停下了脚步，

仔细地观察着这些树叶。

他们在阳光的照射下，

有的变成了翠绿色，

有的变成了墨绿色。

你好像是第一次发现有那么多种绿色，

这个发现让你觉得新奇，

你沉浸在这个新的发现之中，

心情自然而然变得明朗了起来。

你还发现自己的视力变得比以往清晰了，

这一片多姿多彩的绿色帮助你更好地看清楚事物，

也让你的心情变得更加舒畅。

此刻，你沉浸在这片美丽的大自然中，

你的心里充盈着温暖与希望。

你被这一片美景深深地治愈着。

带着这样的感受，

让我们再一次想象自己置身在春天的森林里。

留意自己的感受，

体验快节奏的工作和生活，

与这种带着大自然平静、滋养、治愈的氛围之间有何

不同。

尽你所能地体会身体的感觉、声音、想法和感受，

保持开放的心态。

均匀的呼吸，

每一次呼吸都是生命活力的注入，

不要着急，慢慢体会。

第十二节　山顶日出

现在，找到一个让你觉得舒服的地方，

坐下或者躺下来，

并确保自己在接下来的时间不会被打扰。

轻轻地闭上眼睛，

调整自己的呼吸。

注意一下自己全身的感觉，

感受自己的意识像扫描仪一样，

慢慢地，

从头到脚扫描一遍。

伴随着均匀的呼吸，

你正变得越来越放松，

越来越平静，

越来越安宁。

想象着，

清晨，你站在山顶的观景台上，

翘首以盼日出的到来……

天色渐渐破晓，

淡青色的天空镶嵌着几颗星星。

四周万籁俱静，

你能听见树叶发出微弱的沙沙声。

风儿一吹，

沁人的凉意袭遍了你的全身，

渴望看到日出的心情感染着你，

让你不觉得寒冷。

你全神贯注地注视着东方，

天边的云朵慢慢地被晕染成温暖的橙红色。

此刻，你感觉自己仿佛也变成了一朵云，

融进了这灿烂的霞光里。

翠绿的树叶在晨风的吹拂下闪烁着耀眼的光辉，

鸟儿们披着一身红霞，

歌唱着，飞上蓝天。

几道金黄色的曙光从云层中照射下来，

温暖的阳光洒在你的脸上，

你露出了幸福的笑容。

现在，太阳完全升起来了，

它的光芒非常耀眼，

整个世界都被太阳唤醒了。

此刻，你感觉内心充满了希望，

伴随着太阳的升起，

你迎来了一个阳光灿烂的日子，

你将充满活力地开始新的一天。

请记住这种感觉，

当你想回到这里的时候，

都可以再次回到这美好的想象之中。

日出的过程很短暂，

面对着这无与伦比的美丽，

你的心里充盈着温暖与希望。

你深深地被这一片美景治愈着。

留意自己的感受，

体验快节奏的工作和生活，

与这种带着大自然平静、滋养、治愈的氛围之间有何

不同。

尽你所能地体会身体的感觉、声音、想法和感受，

保持开放的心态。

均匀的呼吸，

每一次呼吸都是生命活力的注入，

不要着急，

慢慢体会。

第十三节　桃　林

现在，轻轻闭上双眼，

放松面部的肌肉，

舒展眉心。

将注意力集中到你的呼吸上。

吸气，让新鲜的空气通过鼻腔吸入，

感受小腹慢慢向外扩张。

呼气，温热的气体通过鼻腔缓缓呼出。

用心去体会这一呼—吸。

吸气时，

感受宇宙之间所有能量慢慢地进入体内的每个角落，

滋养你身体的所有细胞。

呼气时，

感受体内所有不愉快的情绪，

全部被排出体外。

除去一身尘埃，

想象我们来到一片桃林……

这是一个你十分熟悉并且非常向往的地方。

这里的桃树，

已经生长了将近百年，

覆盖了这个美丽富饶的小村庄。

每到春暖花开时，

这里的桃花令人心醉。

不禁回想起年少时，

每逢"红入桃花嫩，青归柳叶新"的春日，

你总和小伙伴一起，

在桃林中嬉笑打闹，

陶醉在盛开的桃花中。

而如今的桃林仍在用盛情的姿态迎接着你。

放眼望去，

一朵朵、一枝枝、一簇簇、一团团，

简直就是粉红色的海洋。

微风吹来，

花瓣像雨点一样，

一片一片自由自在地飘落下来，

在空中翩翩起舞，

像一只只漂亮的蝴蝶，

在空中飞来飞去。

在这片桃林中，万物生长。

鸟儿在枝头鸣叫。

远处的溪水欢快地流淌，

蜿蜒向着远方。

慢慢走到桃树下，

清新的空气中散发出阵阵花香，

这是淡淡的、大自然的味道。

缓缓地吸一口这沁人心脾的空气，

你是如此地享受。

带着这样的感受，

让我们再一次想象自己来到这片粉色的桃林，

将你的身心都沉浸在桃林的粉色当中,

享受这种放松、舒适、静谧的色彩。

体验快节奏的工作和生活,

与这种带着大自然平静、滋养、治愈的氛围之间有何

不同,

感觉你的身体都充满了新鲜的活力。

第十四节　木　屋

现在，找一个让你觉得舒服的地方，

确保你不会被干扰，

坐下并把你的身体调整到最舒服的姿势。

调整一下呼吸，

让自己的呼吸变得深、长、慢、匀，

轻轻闭上眼睛。

你能够感觉到身体和周围的接触，

能够感受到周围的温度。

慢慢地，

周围的事物离你越来越远，

准备好，

让自己更开放、更放松……

想象着，

你来到了一片茂盛的森林，

你的面前有一间漂亮的小木屋……

棕色的小木屋周围是一圈白色的篱笆，

屋顶上耸立着一个高高的烟囱。

当你走近它的时候，

你闻到整个木屋散发的淡淡木香味，

给你带来一种放松、质朴的感觉。

屋前的一条小溪潺潺地流淌着，

远处的小鸟叽叽喳喳地唱着歌，

再加上那一片片明媚的红花绿草，

岁月静好的感觉油然而生。

在小木屋的东边和西边，

茂密的树木向外延伸。

一直到了森林的边缘，

才有几幢小木屋零星散落着。

温柔的阳光洒落在小木屋的门前，

你坐在那儿，倚靠着门廊，

享受着这大自然的美景。

此刻，你感觉无比舒服和温馨，

你在这儿获得了前所未有的放松。

你的身体越来越轻，

越来越轻，

越来，越轻。

带着这样的感受，

让我们再一次想象自己，

置身在温暖阳光照耀下的丛林小木屋。

留意自己的感受，

体验快节奏的工作和生活，

与这种带着大自然平静、滋养、治愈的氛围之间有何

不同。

尽你所能地体会身体的感觉、声音、想法和感受，

保持开放的心态。

此刻的你远离了城市的喧嚣，

没有了繁杂的思绪，

与这美丽的自然融为一体。

第十五节　庭　院

现在，请找一个让自己觉得舒服的地方坐下或者躺下，

慢慢地闭上眼睛。

接下来，

跟随我一起进行几次深呼吸。

吸气，呼气，

吸气，呼气，

随着每一次深呼吸，

你将会感到越来越放松，

越来越放松，

越来越放松……

想象着，

你踏上一级级的台阶，

来到了一个优美的庭院……

映入眼帘的是整个庭院山水交错的景象，

一方小小的水塘，

池水清澈见底，

几条锦鲤在里面来来回回地游弋，

在阳光的照耀下，

散发着绚烂夺目的光彩。

岸边威严地耸立着几棵罗汉松，

树枝上刚发出了许多嫩绿的小松针，

在空中自由自在地摇荡。

一阵风吹来，

你闻到了罗汉松特有的木香味，

同时还闻到了一股桂花香。

循着香味望过去，

你看到在院子的侧墙边有一棵四季桂，

散发着幽幽的花香，

给人一种心旷神怡的舒适感。

你再次深深地吸了一口桂花香，

这种感觉让你整个人都更加放松了。

斑驳的树影落在青砖墙上，

你坐在院子里的秋千上，

悠闲地摇摆着。

周围非常安静，

你只能听到树叶的沙沙声，

就这样静静地待一会。

在这样静逸的环境中，

你是多么地陶醉。

你在享受着这一切，

享受着当下，

你早已屏蔽了过去和将来的时光。

离绿色的植被和水塘近一些，

身心自然而然地轻松起来了。

此刻，深深地吸一口气，

感受你的身体越来越放松，

越来越放松，

越来越放松了……

带着这样的感受，

让我们再一次想象自己置身在景致优美的庭院里。

留意自己的感受，

尝试调整一下你的姿势，

轻轻地进行呼吸，

放松一下你的全身。

此刻的你已经进入了非常平静的状态，

没有什么杂念可以打扰到你。

享受着你和美丽景色的融合，

一切是多么的静逸，

多么的安详……

第十六节　热带雨林

现在，找一个让你觉得舒服的地方坐下，

确保不会被干扰，

并把你的身体调整到最舒服的姿势。

轻轻闭上眼睛，

放松地深呼吸。

吸气时你能够感受到空气进入了你的腹部，

滋养了你全身的器官。

呼气的时候你感到身体慢慢地放松了下来。

吸气，呼气。

吸气，呼气。

跟随着呼吸，

你变得越来越放松、越来越轻盈。

想象着，

你来到了夏日午后的热带雨林……

暖暖的阳光笼罩着这葱葱郁郁的雨林，

阳光借着树叶之间的缝隙洒在地面上，

弥漫在空中的浓雾像一块宽大无比的白色云帆，

若隐若现、宛如梦境一般。

你好像在云朵里穿行，

轻轻柔柔的感觉让你感到轻松自在。

浓雾渐渐散去，

扑面而来的空气，

凉凉的，

感觉很舒服。

你深深地吸了一口气，

清新的空气驱散了你的疲劳，

让你的全身充满力量。

慢慢走进丛林深处，

你看到枝繁叶茂的参天大树，

树上缠着青藤，

还有姿态优美的白色大鸟栖息在河边的树杈上，

偶尔有几只敏捷的猴子，

在树梢的空隙间跳跃。

再往里走，

一只只翠色、蓝色、白色、黑色的小鸟正在枝头欢唱。

你慢慢地在热带雨林中行走着，

享受着这不曾见过的绝美景色。

此刻，你的身体感受到前所未有的放松，

你沉浸在这大自然的美景中。

带着这样的感受，

让我们再一次想象自己置身在这温暖湿润的热带雨

林中。

留意自己的感受，

体验快节奏的工作和生活，

与这种带着大自然平静、滋养、治愈的氛围之间有何

不同。

感受你的身体获得的力量，

让你在接下来的生活和工作中充满活力。

第十七节　香格里拉漫游

现在，请你调整一下姿势，

尽量让自己感到放松和舒适。

然后闭上眼睛，

深深地吸气，

新鲜的氧气，

滋润着身体的每一个细胞，

缓缓地呼气，

让一切的烦恼远离我们。

吸气，呼气，

吸气，呼气。

想象着，

你来到了人间天堂香格里拉……

发挥你的想象力，

用你的五感观察周围的一切。

接下来，

你走到了香格里拉的街道上，

这里仿佛是一个童话世界。

天空清澈湛蓝，一尘不染，

一朵朵洁白的云儿在空中飘浮着，

你的视野变得宽阔起来了。

在这里，

你的心情变得非常舒畅。

沿着街道继续往前走,

你来到了一个风景如画的地方。

左边是连绵不断的群山,

远看那是一片墨绿,

如笔墨挥洒,又似绿泉喷涌,

那么的奔放,

那么的洒脱。

右边是一望无际的汪洋大海,

映照着天空的蓝,

云朵的白。

水天一色,

天空和大海仿佛融为了一体。

你赤脚走在金色的沙滩上,

沙子被太阳晒得暖暖的，

微微的热度，

让你的脚底感觉很温暖，

你慢慢悠悠地闲逛着，

忘记了时间，

这样的时光让你觉得十分惬意。

夜晚降临时，

你来到了热情好客的藏民家做客，

大家围坐在一个大火炉旁，

桌子上摆着各种各样的藏族小吃，

有酥油茶、青稞包、糌粑等。

你被热情的藏族人民围绕着，

他们为你献上洁白的哈达，

敬上一杯酒，

表达对你的祝福。

你们一起在火炉旁唱歌、跳舞。

此刻，你感觉到非常得轻松，

在这里你接触到了纯粹的美景、美食，

以及善良的藏族人民。

请记住这种感受，

当你想要放松的时候，

都可以再次回到这美好的想象之中。

慢慢把意识拉回到当下，

让我们结束这段体验，

活动一下手指和脚趾，

你可以稍微伸展一下身体，

或许可以尝试把这一篇中，

所感受到的体会记录下来。

也欢迎你时常回来，

反复聆听。

接下来，

我们将带你感受沿途的风景，

与这美丽的景色融为一体。

第十八节　放风筝

现在，轻轻闭上双眼，

放松面部的肌肉，

舒展眉心。

将注意力集中到你的呼吸上。

吸气，让新鲜的空气通过鼻腔吸入，

感受小腹慢慢向外扩张。

呼气，温热的气体通过鼻腔缓缓呼出。

用心去体会这一呼—吸。

吸气时，

感受宇宙之间所有能量慢慢地进入体内的每个角落，

滋养你身体的所有细胞。

呼气时，

感受体内所有不愉快的情绪，

全部被排出体外……

想象着，

碧空如洗，万里无云，

你约上了几位好友一起去放风筝……

连续的阴雨天气终于结束了，

你们来到了一个公园，

在宽广的草坪上，

小草绿油油的，

一些野花点缀在其中，

不远处有一些人在草坪上放风筝，

有一些儿童在嬉戏，

几只小狗跟在他们身边汪汪汪地叫着，

到处都是欢声笑语。

你抬头看着那些风筝，

有五彩缤纷的"蝴蝶仙子"，

有龙腾虎跃的"龙王"，

还有活蹦乱跳的"小兔子"，

真是千姿百态，

令人眼花缭乱。

看着这些风筝在空中忽上忽下地飞舞着，

你觉得非常有趣，

迫不及待地希望自己的风筝也能顺利飞上天。

你的风筝是一只小燕子，

颜色十分绚丽，

你的好友帮你拿着风筝，

你满怀信心地在草地上逆着风一路狂奔，

你一边跑一边回头看，

你甚至听到了耳边风声呼啸而过。

你慢慢地松一些线，

看着风筝冉冉上升，

然后顺利地停在了高空，

你感觉自己好像也跟着风筝飞了起来，

俯瞰大地，

怡然自得。

此刻，那空中的风筝就好像承载着你的心情飞上了天，

你感到非常愉悦，

同时又有一种成就感悄悄升起。

带着这样的感受，

让我们再一次想象自己来到这片草坪上，

将你的身心都沉浸在放风筝的愉悦当中，

享受这种放松、舒适、静谧的感觉。

体验快节奏的工作和生活，

与这种悠闲、快乐、治愈的氛围之间有何不同，

感受你的身体都充满了新鲜的活力。

第十九节　乡村漫步

现在，微微闭上双眼，

保持均匀而舒畅的呼吸。

请把右手放在左手的手腕上，

或把左手放在右手的手腕上。

感受自己的心跳，

感受自己的血液循环，

记住这份温暖。

并把这份温暖的感觉留在这里，

或留在身体需要的那个部位，

并让它们慢慢地，

温暖自己的全身。

想象着，

你是一位漫步在乡村小道上的游客……

你穿着舒适的运动鞋，

一边散步一边欣赏周围的风景。

放眼望去，

周围都是农田，

空气非常清新，

你一步一个脚印地往前走着。

这里没有汽车的声音也没有别人的说话声，

有的是大自然特有的声音，

几只小鸟叽叽喳喳的歌唱声，

农田旁边溪水潺潺的流淌声，

你甚至还能听见自己的脚步声。

你很享受这个安逸的环境，

这是你憧憬的悠闲假日，

你在这里得到了充分的放松。

你凝视着远方，

远处低矮的楼房让你的视线毫无阻挡。

夜幕慢慢降临，

几户农家的烟囱上冒出了缕缕炊烟，

随着风吹来的方向，

你闻到了阵阵饭香，

这股饭香让你想起了小时候。

你放学回家的时，

隔着好久就能闻见了家里传来的饭香味。

你循着香味，

来到了你寄宿的农家乐。

老板热情地款待了你，

你坐在饭桌上，

和大家一起享用着满桌子的当地美食，

你感觉十分温馨。

桌子下面，

几只小狗欢快地跑来跑去，

期待着能吃到一些食物。

你被它们可爱的模样逗乐了。

此刻，你沉浸在淳朴的乡村生活中，

你感觉如此自在，如此的惬意。

带着这样的感受，

让我们再一次想象自己置身在宁静的乡村小道上。

留意自己的感受，

体验快节奏的工作和生活，

与这种带着大自然平静、滋养、治愈的氛围之间有何

不同。

尽你所能地体会身体的感觉、声音、想法和感受，

保持开放的心态。

此刻的你远离了城市的喧嚣，

没有了繁杂的思绪，

与这美丽的自然融为一体。

第二十节　仲夏之海

现在，轻轻闭上双眼，

跟我做几个深呼吸，

深深地吸气，

缓缓地呼气，

吸气，呼气，

吸气，呼气。

随着每一次的深呼吸，

你会感觉身体变得越来越柔软，

也越来越放松……

想象着，

你正漫步在一片的沙滩上，

凉爽的海水轻柔地冲刷着你的双脚……

海边的阳光很温柔，

你感觉全身都暖暖的，

内心很宁静、很轻松。

海上的风并不大，

海浪平稳而有节奏地时起时伏，

还有成群结队的海鸟从远处飞过来，

围着你欢快地鸣叫，

与远处海天一线的景致交相呼应。

海边没有什么人，

你往前走了几步，

选择一块干燥舒适的地方坐下，

试着让自己的身体放松，

你开始悠闲地欣赏起大海和天空。

这时，一群海鸥飞过，

你顺着它们飞去的方向极目远眺，

阳光透过云层照射下来，

在水面上闪烁着，

大海和天空都是恬静的浅蓝色，

空中飘浮的云朵，

倒映在微波粼粼的水面上。

你平静地坐着，

温暖的沙粒舒适地贴合着你的皮肤。

你深深地吸了一口气，

海边咸湿的空气，

让你在炎热的天气里获得凉爽和复苏。

你凝视着蓝天，仿佛整个人都放空了，

只有眼前的这片蓝天。

海边的微风拂过你的脸颊，

带来海上清凉的空气，

也带走了你身体的不适感，

你正全身心地享受这个美好的时刻。

你不由得轻轻闭上眼睛，

专注地倾听海浪拍击岸边的声音，

并让自己的注意力扩展到最远处传来的声音。

此刻，感受自己就像是自然的一部分。

你的身体越来越轻，

越来越轻，

越来，

越轻。

留意自己的感受，

体会快节奏的工作和生活，

与这种带着大自然平静、滋养、治愈的氛围之间有何

不同。

尽你所能地体会身体的感觉、声音、想法和感受，

保持开放的心态。

此刻的你远离了城市的喧嚣，

没有了繁杂的思绪，

与这美丽的自然融为一体。

参考文献

[1] Baer A R. Mindfulness Training as a Clinical Intervention: A Conceptual and Empirical Review[J]. Clinical Psychology: Science and Practice, 2003, 10(2): 125–143.

[2] Baer A R, Smith T G, Hopkins J, et al. Using Self–Report Assessment Methods to Explore Facets of Mindfulness[J]. Assessment, 2006, 13(1): 27–45.

[3] Baylan S, Haig C, MacDonald M, et al. Measuring the effects of listening for leisure on outcome after stroke (MELLO): A pilot randomized controlled trial of mindful music listening[J]. International Journal of Stroke, 2020, 15(2): 149–158.

[4] Bishop R S, Lau M, Shapiro S, et al. Mindfulness: A Proposed Operational Definition[J]. Clinical Psychology: Science and Practice, 2004, 11(3): 230–241.

[5] Warren K B, M R R. The benefits of being present: mindfulness and its role in psychological well–being[J]. Journal of personality and social psychology, 2003, 84(4): 822–48.

[6] Trimmer C, Tyo R, Naeem F. Cognitive Behavioural Therapy–Based Music (CBT–Music) Group for Symptoms of Anxiety and Depression[J]. Canadian Journal of Community Mental Health, 2016, 35(2): 83–87.

[7] Diaz M F. Mindfulness, attention, and flow during music listening: An empirical investigation[J]. Psychology of Music, 2013, 41(1): 42–58.

[8] L A D, Eugenia R H. Comparison of music stimuli to support mindfulness meditation[J]. Psychology of Music, 2021, 49(3): 498–512.

[9] T N E, O M E, N E N, et al. Randomized controlled evaluation of the effect of music therapy with cognitive–behavioral therapy on social anxiety symptoms[J]. Medicine, 2019, 98(32): e16495.

[10] Lutz G, Thomas E. A randomized controlled trial of multimodal music therapy for children with anxiety disorders[J]. Journal of music therapy, 2012, 49(4): 395–413.

[11] Fredenburg A H, Silverman J M. Effects of cognitive–behavioral music therapy on fatigue in patients in a blood and marrow transplantation unit: A mixed–method pilot study[J]. The Arts in Psychotherapy, 2014, 41(5): 433–444.

[12] Jakusho Kwong–roshi, Laury Rappaport. Mindfulness and the Arts Therapies–Theory and Practice[M]. Jessica Kingsley Publishers, 2014: 117–128.

[13] Kabat–Zinn J.An outpatient program in behavioral medicine for chronic pain patients based on the practice of mindfulness meditation: theoretical considerations and results[J].Gen Hosp Psychiatry, 1982, 4(1): 33–47.

[14] Kabat–Zinn J. Mindfulness–Based Interventions in Context: Past, Present, and Future[J]. Clinical Psychology: Science and Practice, 2003, 10(2): 144–156.

[15] Katherine F, A D M. Imagery–Based Interventions for Music Performance Anxiety: An Integrative Review[J]. Medical problems of performing artists, 2016, 31(4): 222–231.

[16] Keng S, Smoski J M, Robins J C. Effects of mindfulness on psychological health: A review of empirical studies[J]. Clinical Psychology Review, 2011, 31(6): 1041–1056.

[17] Eckhardt J K, Dinsmore A J. Mindful Music Listening as a Potential Treatment for Depression[J]. Journal of Creativity in Mental Health, 2012, 7(2): 175–186.

[18] Lambert D, Berg D V H N, Mendrek A. Adverse effects of meditation: A review of observational, experimental and case studies[J]. Current Psychology, 2021, 42(2): 1–14.

[19] Lesiuk T. The Development of a Mindfulness–Based Music Therapy (MBMT) Program for Women Receiving Adjuvant Chemotherapy for Breast Cancer[J]. Healthcare, 2016, 4(3).

[20] Lutz A, Slagter A H, Dunne D J, et al. Attention regulation and monitoring in meditation[J]. Trends in Cognitive Sciences, 2008, 12(4): 163–169.

[21] Andrew M. Examining CBT with Music as an Early Psychosis Intervention: A Critical Review of the Literature Expressive Therapies Capstone Theses, 2022, 660.

[22] P E A M. Resilience and mindfulness in nurse training on an undergraduate curriculum[J]. Perspectives in psychiatric care, 2020, 57(3): 1474–1481.

[23] Cruz L D L O, Rodríguez–Carvaja R. Mindfulness and Music: A Promising Subject of an Unmapped Field[J]. International Journal of Behavioral Research Psychology (IJBRP), 2014, 2(301).

[24] Rozental A, Forsström D. Treating Procrastination Using Cognitive Behavior Therapy: A Pragmatic Randomized Controlled Trial Comparing Treatment Delivered via the Internet or in Groups[J]. Behavior Therapy, 2018, 49(2): 180–197.

[25] E R H. The Use of Cognitive–Behavioral Music Therapy in the Treatment of Women with Eating Disorders[J]. Music Therapy Perspectives, 2001, 19(2): 109–113.

[26] Trevor S, Annette L, Mark W, et al. Mindful Melody: feasibility of implementing music listening on an inpatient psychiatric unit and its relation to the use of as needed medications for acute agitation[J]. BMC Psychiatry, 2021, 21(1): 132–132.

[27] Biondi D D S, Mulawarman M, Eddy M W. Comparison of the Effectiveness of CBT Group Counseling with Passive vs Active Music Therapy to Reduce Millennials Academic Anxiety[J]. International Journal of Psychology and Educational Studies, 2018, 5(3): 51–62.

[28] Staats H, Hartig T. Alone or with a friend: A social context for psychological restoration and environmental

preferences[J]. Journal of Environmental Psychology, 2003, 24(2): 199–211.

[29] Trimmer C, Tyo R, Pikard J, et al. Low–Intensity Cognitive Behavioural Therapy–Based Music Group (CBT–Music) for the Treatment of Symptoms of Anxiety and Depression: A Feasibility Study[J]. Behavioural and Cognitive Psychotherapy, 2017, 46(2): 168–181.

[30] S C U, O M E, N C O, et al. Effect of cognitive–behavioral therapy with music therapy in reducing physics test anxiety among students as measured by generalized test anxiety scale[J]. Medicine, 2020, 99(17): e16406.

[31] Uttamkumar S. Badge(Ed.), L B. Jadhav, et al. Current Trends In Life Sciences[M]. Lambert Academic Publishing, 2013: 109–110.

[32] Velarde A M, Fry G, Tveit M. Health effects of viewing landscapes – Landscape types in environmental psychology[J]. Urban Forestry Urban Greening, 2007, 6(4): 199–212.

[33] Martin R. 声音合成与采样技术 [M]. 人民邮电出版社, 2011.

[34] Yi Q , Huayu Z ,Yuni W , et al. 3D Music Impact on Autonomic Nervous System Response and Its Therapeutic Potential. 2020 IEEE Conference on Multimedia Information Processing and Retrieval (MIPR). IEEE.

[35] Yi Q , Mei M, Huayu Z , et al. Features of brainwave induced by 3D auditory stimulation. 2020 International Conference on Culture–oriented Science & Technology (ICCST). 2020.

[36] 刘思军. 电子音乐作品制作技术的演进过程及计算机化趋势 [J]. 中央音乐学院学报 , 2003(2): 8.

[37] 卢官明 , 宗昉. 数字音频原理及应用 [M]. 机械工业出版社 , 2017.

[38] 韩宪柱 , 王明臣. 数字音频技术及应用 [M]. 中国广播电视出版社 , 2003.

[39] Moylan W. 混音艺术与创作 [M]. 人民邮电出版社，2009.

[40] 殷福亮. 三维音频技术综述 [J]. 通信学报 , 2011, 32(2): 130–138.

[41] 布劳尔特 J. 空间听觉：人类声定位的心理物理学 [M]. 科学出版社 , 2013.

[42] 董石 , 胡瑞敏 , 杨玉红 , 等. 面向多声道三维音频的和差

压缩编码技术 [J]. 通信学报 , 2014, 35(6): 148–1530.

[43] 张化雨 .Binaural 拾音技术及其应用初探 [D]. 上海音乐学院 , 2019.

[44] Sternberg R J. 认知心理学 . 中国轻工业出版社 , 2006

[45] 陶维东 , 孙弘进 , 吴灵丹 . 浸入式虚拟现实技术在心理学研究中的应用 [C]// 中国心理学会 . 第十届全国心理学学术大会论文摘要集 .[出版者不详], 2005: 170.

[46] 常嘉帅 . 购买阈限 : 作为商品的冥想 [D]. 华东师范大学 , 2022.

[47] 陈盈盈 . 综合类高校音乐干预大学生情绪调控的实例研究 [D]. 长江大学 , 2022.

[48] 陈子灵 , 周越 , 王松利 . 正念冥想联合放松音乐对运动员睡眠质量的影响 [C]// 中国体育科学学会 . 第十二届全国体育科学大会论文摘要汇编——专题报告（运动心理学分会）.[出版者不详], 2022:22–23.

[49] 邓雅捷 , 彭彩妮 , 李晓乐 , 等 . 短期专注冥想改善非冥想者的正念、状态焦虑与选择性注意 [J]. 中国健康心理学杂志 , 2023, 31(05):649–655.

[50] 段文杰 . 正念研究的分歧 : 概念与测量 [J]. 心理科学进展 , 2014，22(10)：1616–1627.

[51] 付永奔 . 正念音乐治疗在大学生心理健康教育中的应用研究 [J]. 艺术教育，2023(03): 274–277.

[52] 桂佳梅，高青 . 基于行为转变理论的健康指导结合正念音乐干预对体外冲击波碎石术患者恐惧情绪、心理弹性及应激反应的影响 [J]. 临床医学研究与实践，2023, 8(09): 140–142.

[53] 蒋春雷 . 冥想与身心健康——脱去宗教外衣后的科学强心健体良方 [J]. 心理与健康，2022(07):4–6.

[54] 梁斌 . 音乐冥想对寻常型银屑病伴焦虑患者的干预效果研究 [D]. 北京中医药大学，2020:11–18.

[55] 林依颖 . 内观疗法—作为心理治疗的冥想 [D]. 复旦大学，2008.

[56] 刘昌，罗劲，郭斯萍，等 . 儒道佛与认知神经科学 [M]. 北京 : 科学出版社，2021:25.

[57] 刘俊香，连怡遥，王中会 . 正念冥想改善焦虑的心理机制探究 [J]. 医学与哲学，2022，43(16):30–33.

[58] 刘潇林，师会娟，郑茂平 . 正念冥想改善有无音乐训练个体审美情绪加工的神经生理机制 [C]// 中国心理学会 . 第二十四届全国心理学学术会议摘要集 .[出版者不详], 2022:1141–1142.

[59] 刘潇林.正念冥想影响音乐审美情绪加工的作用机制 [D].
西南大学 , 2021:1.

[60] 刘增霞.基于网络的正念干预对 TACE 术后肝癌患者焦
虑抑郁的影响及心理机制研究 [D]. 吉林大学 , 2022:13.

[61] 马夕然.正念音乐治疗的模式 [D]. 中国音乐学院，2017:
1，59–71.

[62] 马晓佳，毛莹，辛长征，等.正念冥想结合音乐疗法对初
产妇自我效能及心理状态的影响 [J]. 医学理论与实践 ,
2020, 33(18):3106–3107.

[63] 毛媚，秦毅 .3D 数字音乐聆听对 6–15 岁儿童注意能力影
响研究 [J]. 北方音乐 ，2023(04):136–140.

[64] 齐臻臻 , 刘兴华.此刻觉察冥想方案的有效性 : 来自冷压
任务的证据 [J]. 中国临床心理学杂志 , 2016, 24(03):566–
571.

[65] 任莎.正念对员工创新行为的影响研究 [D]. 东北师范大
学 , 2022:8–9.

[66] 邵素青， 陶爱萍， 陈珍珍.正念冥想训练联合音乐疗法
对护生考试压力、焦虑和学习成绩的影响 [J]. 中国高等
医学教育 , 2022, (10):36–37.

[67] 汪新建.当代西方认知 – 行为疗法述评 [J]. 自然辩证法

研究，2000(03):25-29.

[68] 王嘉伟. 手机成瘾对学业拖延的影响：正念的中介作用
[D]. 扬州大学，2022:12.

[69] 夏一婷，蔡梓丰. 让音乐辅助大脑休息——冥想音乐研
究综述 [J]. 音乐探索，2020(04): 87-91.

[70] 谢金烨，毛媚，秦毅. 音乐正念冥想的理论与实践探索 [J].
音乐探索，2024(01):80-88.

[71] 辛素飞，王金睿，彭海云，等. 负性生活事件对青少年焦
虑的影响：基于认知行为疗法的视角 [J]. 心理发展与教
育，2023, 39(05):710-717.

[72] 臧梦璐. 冥想：焦虑带来的风口 [J]. 光彩，2023(02):
38-39.

[73] 张慧勇，李晓珊，赵岚，等. 正念团体辅导在大中小学生
早期心理危机干预的应用研究——基于心理健康双因素
模型 [J]. 才智，2023(13):152-155.

[74] 周蕾， 严丽霞，何娟娟，等. 冥想放松训练对维持性血
液透析患者睡眠质量及不良情绪的影响 [J]. 心理月刊，
2023, 18(01):151-153.

[75] 秦毅，毛媚，王雨霓，等. 原创 3D 音乐对普通人群身心
调节的效果分析. 第十九次全国行为医学学术会议. 中

华医学会.2017

[76] 陈峰，秦毅，梁秀清，等.数字音乐冥想对大学生焦虑与抑郁情绪的干预研究 [C]. 新时代上海高校心理健康教育实践与探索：上海高校心理咨询协会 2023 年学术年会.

鸣　谢

在《数字音乐冥想　绽放生命的光》这本书的创作旅程中，得到了许多人的支持和帮助，在此，向所有给予此书帮助的人表达最深切的感激。

首先，感谢上海音乐学院音乐教育心理学专业硕士研究生谢金烨、何玲、夏东同学，为本书撰写进行的大量文献查找与分析、整理与综述等工作。感谢耳界 Earmersion 团队，不仅为本书提供数字音乐冥想领域的大量资料、数据，还提供了丰富的研究和实践成果。耳界的内容官张化雨提供的严谨、专业的支持，使这本书的内容更加丰富和完善；团队其他成员的付出，也让这本书得以以最佳状态呈现给读者。

特别感谢在数字音乐和冥想领域给予指导和启发的专家陈福国教授，陈教授的宝贵意见和深刻见解，极大地丰富了这本书的学术价值和实践意义。

感谢上海音乐出版社的编辑团队在图书的编辑、设计、市场发行等环节提供的宝贵意见和专业指导。

感谢上海市高水平地方高校（上海音乐学院音乐美育理论与实践研究）创新团队的项目支持，感谢团队首席专家余丹红教授的指导和建议。

此外，感谢所有耳界的粉丝和音乐爱好者。你们的真实体验和宝贵意见，帮助我们更好地理解了数字音乐冥想对人们生活的影响。

还要感谢所有在本书创作过程中提供资料、案例和技术支持的朋友们。你们的贡献是这本书不可或缺的一部分。

最后，要感谢每一位拿起这本书的读者。是你们的选择让这本书有了生命，希望《数字音乐冥想 绽放生命的光》能够丰盈你们的生活，带来平静与启迪、绽放生命光彩。

请接受我们最诚挚的感谢，愿数字音乐的力量和冥想的智慧伴随你们每一天。

耳界用户分享

平静入睡

很多个十二点后失眠的晚上无法入睡，最后都是戴上耳机，找到3D脑波音乐，设置好单曲循环20分钟，然后慢慢平静入睡。

有时候学习和工作的时候脑子陷入混乱，就会找到专辑里的一些声音帮助稳定情绪，然后一点一点地集中注意力，投身到工作和学习里面。

起初遇见耳界是在疫情时高三备考阶段，很感谢耳界在这段时光里给我提供的帮助，我依稀记得当时复习累了，躺在床上听3D脑波音乐的感受，真的感觉听这十分钟的音频比单纯休息十分钟更有效。

我最喜欢的耳界的一个音频比较小众，至今播放量还是 1667 次，是专辑"3D 纯音乐精选集"第 127 集"溪水"，当时是午休结束以后，但还躺在床上享受空闲时光，耳机还在播放，播放的正是这首，当时的感受太美好了，从这以后，午休的时候，绝大多数都是听的这个音频，与优秀的纯音乐的相遇，往往就是这样的不经意间。

　　在最后，恭喜耳界粉丝突破 50 万，感谢一年多的时光中有您陪伴！

粉丝：尘香明日城

在内心深处与音乐相遇

　　2018 年末，我由于各种原因患上抑郁症，让我对任何事情都不感兴趣，情绪低迷，感觉生活没有追求，严重影响了我的生活与工作。无意间，我下载了喜马拉雅，在喜马拉雅APP上发现了由上海复旦大学及上海音乐学院教授及其团队共同合作并精心制作的专辑系列，由此，我的生活开始有了变化……我记得我最开始接触的第一个专辑是《8分钟，3D环境减压冥想》。2019年我换了一个城市重新开始我的生活，无论是地铁上还是家里，我仍然感觉自己莫名其妙会难受，会痛苦，会因为小小的一件事情而泪流不止……但是，我开始学会用这张专辑拯救自己了！我不想放弃自己，我想改变，为什么我会变成现在这个样子？凭什么呢？所以每当我痛苦得不能坚持坐地铁时（因为地铁人多，也会惧怕）或者其他抑郁情景，我就戴上耳机，打开耳界的《8分钟》。不知不觉，我坚持了几个月，从换城市到新工作，每天早上坐在地铁上的我，会选择闭上眼睛，静静聆听和冥想……2019年的一天，我像平时一样坐着地铁，突然发现当时的我已经不再那么惧怕人群了！我当时没有吃任何药物，但是已经把《8分钟》锻炼到了一听就想切换（因为听得多）程度，我确信是它的帮助，于是我在留言区不断催更，也会在群里不断打卡催更。同时，我不断涉猎到耳界团队更多其他的优质专辑，终于2019年末，我在没有吃药的情况下靠着听耳界团队的冥想专辑走了一大半出来。2020年及现在，我依然保持听耳界团队专辑的习惯，动物疗愈、音乐系列都特别喜欢。我目前依然时刻关注着团队制作的每一张新的专辑，我也在一点点

不断地继续努力走出，走向不焦虑、不抑郁！最后，
非常感谢耳界团队，希望耳界团队越办越好！

粉丝：Summer

陪伴我度过每一个无眠的夜晚

曾经在心烦意乱，彻夜失眠的时候，不知道该怎
么办？打开喜马拉雅，助眠板块中的曲子，听了一首
又一首，忽然之间发现有一个系列的曲子，让我特别
地放松，从此爱不释手。它就是耳界，让我初次相遇，
便深深难忘！感恩相遇，陪伴我度过每一个无眠的
夜晚！

粉丝：小草

点滴安慰·救赎心灵

2020年4月1日，我与耳界音乐相遇，在这短短的一年中，我的心境变化万千，特别是当我生活遭遇困境，心灵遭受打压时，是耳界音乐给予我点滴安慰，在无言中救赎了我的心灵，在默默中陪伴我度过那一段痛苦不堪的日子……感谢耳界，祝愿越来越好！

粉丝：花灵儿

告别消极

当我深陷焦虑情绪的时候，音乐疗愈成为了我生活中的一抹亮色，帮助我度过了很多困难。每当我沉浸在音乐的世界中，那些消极的思绪和情绪似乎随着音符一起飞走了。感谢耳界，祝耳界越来越好！

粉丝：简单安

不再孤独

我记得，有一次我感到特别沮丧。我听了一首耳界 3D 疗愈音乐。在钢琴声中，我仿佛看到了内心的深处，也找到了接受自己和情绪的力量。在那一刻，我觉得自己不再孤独。

粉丝：星然

摆脱束缚、释放压力

我在忙碌的工作中感到压力山大，焦虑和紧张感几乎占据了我的生活。有一天，我在小红书上刷到了耳界音乐疗愈音乐。听音乐时，我渐渐地忘记了外界的压力和束缚，释放了心中的痛苦，重新找回了对生活的热情。

粉丝：小陈不 emo

带来力量、调节情绪

音乐疗愈对我来说就像是一把魔法的钥匙，可以打开我内心深处的门窗。无论是在我最低谷的时候，还是在日常生活中遭遇的挫折和压力，音乐总是能给我带来力量。它是我情绪的调节器，让我重新找到了生活的美好。

粉丝：岁月静好

温暖与希望

生完孩子，我陷入了产后忧郁。身材走样，工作困难，家人不理解…耳界音乐帮助我走了出来，现在我的状态越来越好，也鼓起了勇气面对生活。现在，我愿意将这段经历分享给更多的人，希望能够通过音乐疗愈带给他们温暖和希望，正如它曾经给予我一样！

粉丝：平淡岁月

从质疑到沉浸

我去上了一节课。这是星空冥想觉知的专场。

我从开始质疑的、抵抗的状态，受到老师的引导后，身体慢慢在放松，此时，过往的经验、浅陋的认知、无知的傲慢齐齐跳了出来，它们组团在极力地在怂恿我：你是个纯爷们，怎可如此矫情，一场星空冥想，怎能打破您意志力的存在！

可我分明听到中枢神经说，主人，不要抗拒，我们都来到这里了，让我们来一次奇妙的心灵放空之旅，打开禁锢的内心枷锁，滋润久已干涸的肉体，去跟自己交流与妥协，就在今晚，让我们跟着老师，去做一次纯粹意义上的释放，去认真地去感知世界。

我甚至听到了左侧女生的呼吸，含辞未吐，气若幽兰，她从开始有些拘谨的适应，然后颤颤地、局促地吁出第一口气，腹腔发出的气流，在温润的口腔里短暂驻停，像是不再依恋母体的暖流，冲破了唇齿的最后阻碍，不再依恋，终于排到了空气中。

中间有人稍微咳嗽，我仿佛是出了点戏，理性意识在回归大脑，老师温柔的声音不期而至，拥着我回到梦境，像是极尽缱绻地提醒我，这世界熙熙攘攘，太过于喧嚣，你在城市的钢筋水泥里太久，且坚定地跟随我，离开这尘世的纷扰，去大森林里走一走。

我仿佛置身于广袤的原始森林里，一股清泉汩汩流出，三两只鸟儿在耳语，我拿着松果，感受着手指摩挲过的质感，脚下是柔软厚实的树叶，踩下去会有碎碎的声音，松果的味道扑面而至，仿佛加上了森林精油的浸染，更加地入脑入心，我整个人都懒洋洋的。

　　于是，在老师的带领下，它不再是大自然的善意馈赠，而是兼具了神力加持，仿佛是一尊原木法器，上面集聚了大森林的精魄，松树之神的意念侵蚀入骨，我身体懒洋洋的，嘴唇的张翕之间，吐纳气息。

　　天地玄黄，宇宙洪荒，此刻都不重要，在这个人为构筑的意志力世界里，我是一个大写的人，是万物主宰，是欢愉的、纵情的甚至是欢噪的，我沉醉地躺在草丛里，听着流水，仰望星空，昏昏睡去，在这浪漫的时刻，一句诗跳了出来：醉后不知天在水，满船清梦压星河。

梦醒时分，我像是大睡一场，在这个平淡的周末，我奔赴了一场灵魂洗礼之旅，涤荡阴霾，拨云见雾，直抵人心，直至写下这段文字的时候，我心隙入水，温澜潮生，内心依然温柔。

期待下一次见面。

粉丝：六扇门里的青鸟

帮助专注

第一次知道耳界是在 b 站搜索了很多次"番茄钟"之后，首页给我的推送，从最早的视频"微风暖阳"开始，我一直是耳界的忠实粉丝，耳界的音频伴随了我的研究生阶段。实验室的环境嘈杂，氛围压抑，耳界的音频让我能安静下来，专注于读文献和写论文，对我有很大的帮助。之前很多番茄钟有两个不满足我需要的。首先是时长，经常以50分钟为一个单位，其实是很难坚持专注这么久的，而耳界是标准的"25分钟+5分钟"，自由度高很多。另外非常重要的点，是背景音乐，很多番茄钟背景音乐并不科学，不仅不能促进注意力集中，反而会对情绪产生干扰。但是耳界的背景音乐都非常好，而且有纯音乐，纯白噪声，二者结合三种选择，舒缓柔和的音乐有不同的美好的主题，有益心情的同时科学地辅助专注。

粉丝：慧山沐月

听感舒适又专业

已经是耳界的忠实粉丝了，大约有三年了。近几年处于低谷期，晚上不易入睡，偶然在喜马拉雅App里看到了耳界的3D纯音乐精选集，一听就喜欢上了，让我的内心感受到了久违的宁静。后来搜了耳界的另一张专辑《上海交大上音情绪按摩课：20天实现情绪自控，激活高效人生》，看了专辑的详细介绍，出于好奇去搜了一下"天天向上"这一期节目，让我更进一步了解了数字音乐疗愈，自此我经常在临睡前根据当下的心境，选择听耳界分享的不同专辑里的音乐，也会根据当下的需求选择听不同的冥想音频，耳界的音频是我目前为止听到觉得最专业，听感最舒适的音频。不止一次分享朋友圈和亲友。还记得有一次，我的胃不太舒服，我就播放其中一段我比较喜欢的音频《3D时空纯音乐》里的泛舟湖上，我把灯关上，坐在椅子上闭眼聆听，伴随着几次深呼吸，渐渐地感觉胃没有那么疼了，因为第一次有这样的经历，所以印象深刻。感谢秦毅老师创办的数字音乐疗愈，非常专业、用心，伴随了我无数个夜晚。希望耳界能发展越来越好，未来更多人能知道数字音疗，帮助更多有需要的人们。如有机会很想参与采风大自然的声音。

粉丝：Lyndi

值得尝试

一次偶尔的机会看到了耳界的活动，正值那段时间睡眠不佳，压力有些大，就想尝试一下。活动在上海中心，而且是中午午休的时候，比较方便。一进场就觉得环境很放松，可以坐可以躺，找个合适的地方坐下来，伴随着放松的音乐，和老师有磁性的声音，渐渐放松下来，值得尝试。

粉丝：Ally

陪我度过考试倒计时？

我与耳界相识在三月初，当时在准备考试，每天大量地刷题，越刷心情越浮躁，打开B站搜白噪声，找到耳界的《微风暖阳》，随着音乐慢慢地心静下来了，沉浸在其中。跟着番茄倒计时，专注的时间也越来越长了，后来每次刷题都会打开，每次打开的时候都可以看到有七八十个人在同时观看，感觉自己也不再孤

独 就这样耳界陪伴了我一个又一个难熬的夜晚……

夜夜难熬夜夜熬，关关难过关关过。考试倒计时啦，希望这个夏天能有一个好的结果，也希望耳界发展越来越好！

粉丝：张好运（考编发疯版）

走入潜意识

我是耳界听众，李谌熙，目前就读于上海音乐学院，作曲专业博士二年级。

由于我所学习的专业经常需要大脑高度集中去处理很多信息，所以放松大脑对我和我的职业来说非常重要。我曾经有一段时间，因为每天学习的新知识和社交网络带给我的密集信息，让我时常处于很焦虑的状态。这时我会使用"耳界"小程序收听一些舒缓的轻音乐，特别是Alpha的冥想音乐。它是一种功能性的声音，便于我跳出情绪化的路径。

我从备考博士的时候，为了更好地研究和记忆我所学习的学科，开始探索"潜意识"这个知识领域。我认知到"潜意识"的力量对我们探索任何学科都非常重要。"耳界"的冥想音乐可以帮助我脱离意识层面的理性推测，逐渐走入"潜意识"的世界。潜意识知晓一切，是开启人类知识大门的钥匙。我想，特别是对于脑力工作者来说，"耳界"的音乐对我们来说是得力的助手，这种功能性的音乐也许可以带领我们通过"升维"来俯瞰问题的答案，带我们走出表象带给我们焦虑的困境。

附录：图书音频目录

图书在版编目（CIP）数据

数字音乐冥想 绽放生命的光 / 秦毅，毛媚著. 一上海：
上海音乐出版社，2024.
ISBN 978-7-5523-2963-6

Ⅰ. R454.3

中国国家版本馆 CIP 数据核字第 2024KB1633 号

书　　名：数字音乐冥想 绽放生命的光
著　　者：秦　毅　毛　媚

责任编辑：赵珺琳
责任校对：满月明
封面设计：徐思娇

出版：上海世纪出版集团　上海市闵行区号景路 159 弄　201101
　　　上海音乐出版社　上海市闵行区号景路 159 弄 A 座 6F　201101
网址：www.ewen.co
　　　www.smph.cn
发行：上海音乐出版社
印订：启东市人民印刷有限公司
开本：787×1092　1/32　印张：15.75　字数：160 千字
2024 年 10 月第 1 版　2024 年 10 月第 1 次印刷
ISBN 978-7-5523-2963-6/J·2719
定价：88.00 元

读者服务热线：(021) 53201888　印装质量热线：(021) 64310542
反盗版热线：(021) 64734302　(021) 53203663
告明：版权所有 翻印必究